三部六病师承讲记

马文辉 著

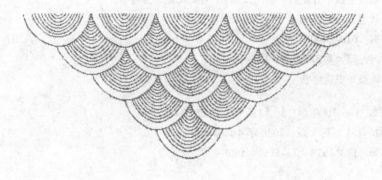

中国中医药出版社

·北京·

图书在版编目（CIP）数据

三部六病师承讲记／马文辉著 . —北京：中国
中医药出版社，2020.4
ISBN 978-7-5132-5908-8

Ⅰ . ①三… Ⅱ . ①马… Ⅲ . ①中国医药学
Ⅳ . ① R2

中国版本图书馆 CIP 数据核字（2019）第 270763 号

中国中医药出版社出版

北京经济技术开发区科创十三街 31 号院二区 8 号楼
邮政编码 100176
传真 010-64405750
三河市同力彩印有限公司印刷
各地新华书店经销

开本 710×1000 1/16 印张 10 字数 124 千字
2020 年 4 月第 1 版 2020 年 4 月第 1 次印刷
书号 ISBN 978-7-5132-5908-8

定价 48.00 元
网址 www.cptcm.com

社 长 热 线 010-64405720
购 书 热 线 010-89535836
维 权 打 假 010-64405753

微信服务号 zgzyycbs
微商城网址 https://kdt.im/LIdUGr
官 方 微 博 http://e.weibo.com/cptcm
天猫旗舰店网址 https://zgzyycbs.tmall.com

如有印装质量问题请与本社出版部联系（010-64405510）

刘 序

三部六病学说，已经成为当代中国伤寒学界乃至整个中医学术流派中，广受欢迎、影响力强的主流学说。

这一切源自三部六病学说创立人刘绍武先生思想深邃、目光如炬的学术深度和广度，他带领数代中医弟子们在理论与实践的道路上不断探索，把《伤寒论》学术研究大大地向前推进。

刘绍武、胡希恕先生为代表的"三部六病""六经八纲"释伤寒，与刘渡舟先生为代表的"脏腑经络"释伤寒以及叶橘泉先生为代表的"方证药证派"释伤寒，被誉为中国现代伤寒学术史上具有代表性的三大伤寒学术流派。

马文辉教授作为刘绍武先生嫡传弟子、三部六病学说传承人，数年来风雨无阻、长年累月坚持在全国各地、城镇乡村进行讲学推广，为三部六病学术思想在全国的传播作出了卓越贡献。目前，他和他的团队正在致力于运用三部六病学说，对《中共中央国务院关于促进中医药传承创新发展的意见》中提到的"用3年左右时间，筛选50个中医治疗优势病种和100项适宜技术、100个疗效独特的中药品种，及时向社会发布"进行实践与示范。

期待马文辉教授及其学术团队更多的三部六病相关成果发布。

是为序。

刘观涛

2019 年 12 月 1 日

三部六病学说是中医现代化范式

（代自序）

三部六病学说是已故全国名老中医刘绍武先生在毕生研习《周易》《黄帝内经》《伤寒论》基础上，结合现代自然科学知识和唯物辩证法，通过大量的临床实践反复验证后，总结出来的理、法、方、药完备的全新中医学体系。

三部六病把人体划分为三个系统，即表部与空气接触，完成气体交换和体温调节等功能；里部与饮食物接触，完成水谷的受纳、运输、消化、吸收、排泄等功能；枢部与气血接触，完成信息和营养的传输、配供、调节、统帅等功能。三部发生病变，依据对立统一法则，把表现为兴奋的、进行性的属热属实的证候群称为阳性病；把表现为抑制的、退行性的属虚属寒的证候群称为阴性病。这样，三部之中就可形成表阳病、表阴病、里阳病、里阴病、枢阳病、枢阴病六大类证候群，称之为六病。

1. 三部六病学说是继承和创新相结合的典范

三部六病充分遵循了中医药自身的特点和发展规律，既不排斥现代科学技术和方法，又保持了中医药的科学内涵和学术本质。

（1）三部的划分符合中国传统文化中"三才"的宇宙观。《周易》曰："兼三才而两之，故六。六者非它也，三才之道也。"又曰："六爻之动，三极之道也。"老子的《道德经》曰："道生一，一生二，二生三，三生万物。"《伤寒论》把人体划分为表、里、半表半里。三才之道，即"一分为三"，符合时空的划分，也符合人体发生学及三胚层学说。

（2）六病的划分符合中国传统文化中"阴阳"的属性论。《周易》云："一阴一阳之谓道。"《黄帝内经》说："阴阳者，天地之道也，万物之纲纪，变化之父母，生杀之本始，神明之府也。治病必求于本。"《黄帝内经》还说："阳胜则热，阴胜则寒。"阴阳学说即"一分为二"，符合对立统一法则。

2. 三部六病学说既是理论创新，也是临床技术创新

中医药是一门实践医学，离开了临床实践，一切都是空谈。面对当今社会疾病谱，中医药也必须与时俱进，适应时代需求，在诊断技术和治疗手段上实现突破。三部六病的"四脉"诊断法和"协调疗法"针对普遍存在的心理因素和社会因素导致的心身疾病和部分疑难病症极具可操作性和疗效优势。

3. 三部六病学说具有开发价值和推广价值

在三部六病学术思想指导下，形成了一系列的科研成果和有效方剂。三部六病所倡导的"定证、定方、定制剂、定疗程"四定原则有利于中医药标准化、规范化、现代化、国际化、产业化。

4. 三部六病学说的四大特点

（1）兼容性　三部六病学说对中医不同流派和各种辨证论治体系都可兼容，从而在更高层面上对中医理论进行全面的梳理和整合，使中医理论在一定程度上达到大一统局面。

（2）现代性　三部六病学说与现代科技相结合，相对客观、规范，初步达到标准化、规律化。

（3）可操作性　三部六病学术体系简单易学，可重复，易操作。

（4）可发展性　三部六病学术体系是一个开放的理论体系，可以随时补充完善，不排斥任何现代科学技术。

我从 1984 年开始接触三部六病至今，在刘绍武先生的悉心指导下，在研究、实践三部六病的过程中逐渐形成相对完整的应用体系，兹不揣浅陋，将师承体会汇集成册，以期对三部六病学说感兴趣之同仁有所裨益。然水平所限，所论难免有不足之处，恳请各位同道不吝赐教，以便再版时不断修正提高。

马文辉

2019 年 11 月 15 日

目　录

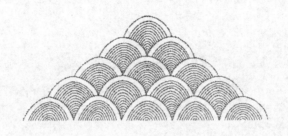

第一章
刘绍武——三部六病创立人

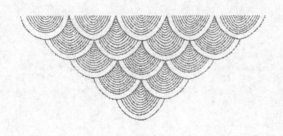

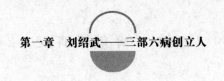

第一讲 一代宗师，大医精诚

刘绍武老师生前，也就是 1994 年 9 月，87 岁高龄的老人家在海口时写给弟子们一首诗："寻求钻研七十载，犹如长江水东流。为了群众三部疾，俯首甘为患者牛。" 2004 年 12 月 2 日，先生在海口市与世长辞，走完了他"俯首甘为患者牛"的光辉历程。先生的一生，是伟大的一生、传奇的一生，也是对人类有贡献的一生。他从《周易》《黄帝内经》《伤寒论》基本学术思想出发，结合现代自然科学，创立了三部六病学说，成为近现代中医百花园中的一朵奇葩，形成了一个十分完备的学术流派体系。

1983 年 11 月 15 日，《太原日报》刊载了一篇文章《遵医祖古训，怀救苦之心》，"编者按"中有这样的一段话："刘绍武是位著名老中医，他不仅医术高明，而且医德高尚；行医数十年，从来不把医术当商品，以一技之长去谋取私利。在他身上，集中地体现了医务人员救死扶伤，实行革命的人道主义的美德，希望广大医务人员都像刘绍武老中医那样，自觉加强医德修养，对患者满腔热忱，对技术精益求精，争做高尚的人、纯粹的人、脱离了低级趣味的人、有益于人民的人。"

1982 年 7 月 31 日，《山西日报》也刊登了一篇文章，题目为《妙手医百病，德高不谋私》，这篇文章里，编者加了这样的一个短评——"各行各业都应提倡职业道德"。现摘录如下。

"不徇私情，不收礼品，不看人下菜。"这是我省名老中医刘绍武的约

法三章。看起来这个标准并不高，但要真正做到却很不容易。刘绍武同志面对现实生活中的各种不良风气，实现了自己的诺言，理所当然地收获了广大群众的敬佩和赞扬。同时，也为医务工作者树立了坚持医疗道德的学习榜样。

提倡职业道德，珍惜和爱护各行各业的信誉，这是社会主义精神文明建设中的一项重要内容。科技工作者要提倡科技道德，文艺工作者要提倡艺术道德，教育工作者应该提倡教育道德，这是我们社会主义趋向兴旺发达的一个重要标志。希望各行各业的同志，都要重视道德修养，提倡职业道德，身体力行，带头做一个有理想、有道德、有文化、守纪律的社会主义新人。

上面是《山西日报》专门加发短评，给刘绍武医德医风的高度评价。1986年7月5日，《健康报》也以"高风亮节六十载"为题，对刘绍武老先生的医德医风做了一个全面的报道，这里就不再赘述了。

20世纪80年代，改革开放刚刚开始，从各个媒体对刘绍武老先生的高度评价就可以看出，老先生的一生为我们后人树立了良好的榜样，是我们后学在从医路上的楷模。

刘绍武先生，山西省襄垣县人，生于1907年4月8日，卒于2004年12月2日。先生幼年体弱多病，遂立志学医，在初有成就的基础上，1930年他在山西省长治市创办了山西省第一家私立医院——友仁医院，同时创办了相应的学术团体——友仁医社。在长期的医疗实践中，他学习应用《伤寒论》，开始走向一病一方、合病合方这样的一个路子，疗效显著，名震家乡。中华人民共和国成立以后，他参与创立了太原市中医研究所。刘绍武老先生讲医德，自己约法三章——"不徇私情、不收礼品，不看人下菜"，一辈子坚守这一原则，不论是熟悉的患者还是生疏的病人，不论是领导干部还是普通的农民，凡是前来看病的，他都热情相待，一视同仁，

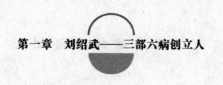

特别是对那些远道而来、家庭经济拮据的患者，更为体贴和关注。

我给大家讲几个刘老生前的故事。有一个吴姓患者，长期疾病缠身，婚后十年未生育，经省城几家妇科专家会诊后，诊断其无生育能力。在其绝望之际，1967年请刘绍武老先生诊治，按照老先生嘱托，服药几十剂，强壮了身体，在以后的时间里生育了两个男孩。在治疗过程中刘老与老伴儿，还从家里拿短缺的中药供患者急用，患者一家人极其感激，多次送礼致谢均被拒绝。所以，直到今天，这位患者的儿孙都已经长大成人，他们全家仍对刘老感恩戴德，牢记一生。这位患者及其子女后来也成为我们学生的忠实患者。

第二个例子，有一个叫吴照商的患者，他是参加过抗美援朝的。他得了胃溃疡以后，部队医院要给他做一个胃的局部切除手术。1968年，刘老给他开了一个治疗胃溃疡的方子，他坚持服药60剂以后，病情稳定，溃疡愈合。这位患者转业以后，回到太原钢铁公司，身体非常健康，曾多次带礼品来致谢，均遭拒绝。刘绍武老先生对他说："你们在前线为老百姓流血流汗，做贡献，老百姓都十分感谢你们，为你们做些医疗服务是我们完全应该的。"

还有一位患者，这个故事非常有意思。一个52岁的农村妇女，名叫陈玉凤，从小当童养媳，饱受痛苦，受尽折磨。1969年，她患骨结核，住院数月不见好转，外科大夫对她说："即使动了手术，剔除朽骨，成功的希望也十分渺茫。"眼看病体垂危，她老伴儿一脸愁云，心急如焚。经人介绍，找到了刘绍武老先生，老先生开了阳和汤，预期服药150剂才能见效。同时也安慰患者："对战胜疾病要有信心，对疗程要有耐心，不能操之过急，半途而废。"患者遂按时按量服药，服到110剂的时候，创口就长出了新肉，服到150剂的时候，朽骨长出了新的骨质，服到250剂的时候，神清气爽，食欲大增，不再拄拐杖，还能行动，围着灶台给家里人做

饭。这样历时 1 年，服中药 250 剂，患者的骨结核完全治愈。从这个病例我们也能看到，中医治病的疗程也是十分重要的。

在治疗慢性疾病的过程中，刘老逐步体会到，一个慢性病没有足够的疗程，是不能够完全取得良好的疗效的。所以在治疗疑难杂病、慢性病的时候，刘老会耐心说服病人，给予病人治病的信心，给其树立一个治愈疾病的希望。我们的疗程有时要半年甚至一年，只有持之以恒，才能彻底战胜疾病。在这一点上呢，我们作为学生感同身受。所以，今天我们在治疗慢性病的时候，仍然会按照老师的教导，耐心地给病人做思想工作：要坚持服药，只有这样才能达到治愈疾病的效果。这位病人治愈以后，专门请人写了一封非常漂亮的毛笔字感谢状，送给老先生，非常感人。

另外，还有一个例子，就是 1971 年秋天，被刘绍武先生治愈的一个叫刘秀梅的红斑狼疮患者。她和她的父母，提着特意从北京置办来的糕点、名酒来感谢先生。她们到了先生家以后，刘老看到这个情况后，一边死死捏住患者的提兜，一边连声说，"不兴这样，不兴这样"，并耐心向患者解释："不收礼是我多年来的规矩，收了你们的礼，不就是看不起别人了吗？病人的心情都是一样的，我不能厚此薄彼呀。"患者觉得说得在理，只好把礼品提回去了。这样的场景是非常多的。我在跟随刘老门诊实习、进修期间，以及在刘老家里听讲座的时候，这样的情景经常出现。这样能坚持一生不收病人的礼，说起来容易，做起来是非常难的，而且在一般人看来，这好像是很没有情义的。

很多病人出于感激之情，会从家乡带点家乡的小米或者是鸡蛋。在那个困难年代，跑上几百里专门上门感谢，刘老都不收，我们都觉得刘老毫无人情味儿。刘老都将这种病人拒之门外，毫不客气地让病人把东西都带回去。有时有的病人实在是路途太远，礼品带回去太麻烦，刘老只好以现金的形式将这些东西买下，来达到"不收病人礼"的这样一个承诺。

　　1976 年的时候，有一位糖尿病患者，他是太原市一个部队医院的院长，他请刘老多次登门为他治疗，日渐好转，血糖控制得非常理想。后来刘老第四次上门为他看病，在刘老准备起身回家的时候，这位院长专门为他准备了一桌丰盛的酒菜，并特地邀请了他们医院的几位医生一起作陪，先生呢，则以"曾立誓言，不开先例，不在病家吃饭"为由就拒绝了。这样的一个规矩，不是刘老出名以后，或者是成为新闻人物、公众人物以后才这样定的。在早期，刘老在长治地区经坊煤矿行医时，就已经养成了这样一个好的习惯。他从来不在病人家里吃饭，因为当时周围缺医少药，他经常要登门治病，治完病后，有时候正好赶上吃饭时间，他在病人家里也是不喝水不吃饭，他这种习惯几十年如一日，从年轻的时候到晚年，一辈子坚守这样的一个原则。

　　1979 年秋天，在山西长子县龙潭河煤矿，有一位患癌症的矿工慕名从家乡到太原寻找老先生看病，路程有三百多公里，这在当时是很不容易的。他们经过长途跋涉，在黄昏的时候才找到刘老的家，一进门就说："哎呀，我总算找到你了。"断断续续地诉说病情后，先生温言安慰，老伴儿又端来一碗挂面让患者先吃饭。刘老诊完之后，给患者开了调胃攻坚汤。这个肿瘤病人面带难色，迟迟不肯离去，这时患者的儿子就说："我们人生地不熟，劳驾您给找个旅店吧！"老先生这时候才恍然大悟，他想了一下说："这么晚了，干脆就住在我这里吧。"这位老矿工连说："这怎么使得？这怎么使得？"先生说："不要紧，我们还沾点儿老乡关系呢。"他不但给病人看病，还让病人住在家里，这种情况也是经常发生的。我当时在上学，跟随刘老的时候，同样也有从家里找过来一些亲戚，请刘老看病，有时候确实是天有点晚了。那时候刘老不仅帮忙看病，而且还帮助解决住宿问题。这种情况，不仅在今天看来，就是在当时二十世纪六七十年代的社会环境里也是非常难得的。

　　刘老对患者，尤其是贫困患者，是出于一种"怀救苦之心""怀慈悲之心"，那么他在对待高级领导干部的时候，又是一种什么情况呢？我给举个例了。1981年，一位高干患了胃溃疡以后找刘老就诊，刘老先生一边给他细心切脉，一边认真问病，这时，患者就提出来让老人家给他开一点滋补品。刘老先生就给他耐心地解释道："人参性燥烈，久用伤津，且易上逆造成眩晕；党参之功，性同人参，且较人参平和，并且没有人参之弊，在汤剂中量大一点，效果还优于人参。"从这些情况来看，老先生不是看人下菜，如果说需要人参，那么在大病、危病时，刘老会毫不客气、毫不犹豫来使用；但对于一些慢性病，不需要使用的时候，即使患者有要求提出来，刘老也会婉言拒绝，而且还耐心地做思想工作。这种品德，在今天看来是非常难能可贵，值得我们学习的。

　　1982年的春天，省城的某位领导，趁中午休息的时候带领全家，提着名酒、香烟等高级礼品，找到刘绍武老先生家里致谢。感谢刘老治好了他多年的慢性病，使他重新走上了工作岗位。刘绍武老先生对贫困的人送礼不接受，对领导干部也是如此——他照例婉言谢绝，再三解释说："心意我领了，医生为患者治好了病，你们高兴，我更高兴，但这礼品我是从来不收的。"就这样，礼品在两双热情的手里送过来又被推过去，最后还是落在了患者的手里。刘绍武老先生真诚地说："对我们医生来说，能看到患者恢复健康，重新工作，这就是最大的宽慰。假如把医术当作资本，以换取患者的谢礼，尽管每个患者出于诚心，那我自己不就变成了一个不义的商人了吗？"所以刘老先生的这样一个承诺，一生都在践行，无论是对普通百姓，还是对领导干部，都是如此。

　　一位天津郊区的农民，得了半身不遂，失去了生活自理能力。他专程从天津赶过来，慕名找到老先生。初来乍到，人地两生，作为病人他担心受到冷遇，没想到刘老不但给他诊明病情，还帮他抓了中药，并耐心讲解

了煎药的方法，使这位普通的农民患者很受感动，这使当时在门诊的病人都很感动。

太原杏花岭街一位居民梁清和，身染伤寒，急需治疗，但由于孩子多，拖累大，很难拿出钱来看病。刘绍武先生闻讯后，连续几次登门为患者诊疗，先后为这家支付了二十多元的药费。经过一个月的治疗，终使卧病在床的患者恢复了健康。二十多块钱在 20 世纪 80 年代初期是一个不小的数字了，是老先生年月工资的三分之一。老先生不仅给病人治好病，还给病人垫上药费，在当今社会里，这种医德、医风不是更需要我们提倡和学习吗？

刘老在 76 岁的时候，已经是全国知名的大家了。他每天看病，从上午 8 点上班，要看到下午 2 点，有一百多号病人。由于他长期为病人这样忘我服务，有一次就因为血压升高，出溜在办公桌下面。他这种为了病人，忘我工作、牺牲自我的精神是值得我们学习的。

另外，在知识分子的圈里有一个不良的风气，就是文人相轻，中医行业也有这样的情况。刘老针对这个流弊，给自己定了一个规矩——不在背后议论同行医生。有一回，一个实习大夫见另一个大夫给很多病人都用逍遥散的方子，每次加加减减，用量很小，实习大夫就用讥讽的口吻告诉刘老，刘老就很严肃地说："这位大夫经常使用逍遥散，肯定是对此方有所研究，而且还能灵活应用，更是难能可贵，用量小是有小的作用，这就是我们中医所谓的轻启难关。"短短一席话说得实习大夫十分惭愧。又有一次，一位患者心下痞满，其他大夫给他治疗了很长时间，效果不是很明显，他拿着这位大夫开的处方来找刘老看病，说吃了十几剂，不但不顶事，还给加重了病情。刘老看了处方，是一剂生姜泻心汤，由于黄芩、黄连用量不足，寒热对比不适于病情，使整个方子就偏于热，所以病人吃了以后有点头晕，有点上火。于是，刘老就增加了黄芩、黄连的用量，对病人说："这

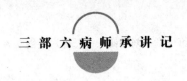

个方子开得非常好，你回去继续服用就会好了。"正如刘老所说，刘老稍微改变了一下原方的剂量，病人通过一段时间服药，疾病果真完全治愈。

几十年来，刘老先生不论是艰难创业，还是功成名就，都从不说是道非，议论人物，炫耀名声，这也是今天我们中医界里一个难得的榜样。医生之间，我们同行之间要互相抬举，而不是互相来贬低，要给同行之间留有一个很大的空间，这也是刘老先生医德医风里面非常值得我们学习的一点。

还有一点，就是今天我们所谓的祖传也好、名医也罢，在带教学生的时候往往留有一手，也就是说他不完全将自己所掌握的教给学生，很保守，这也是我们中医或者古代行业里面一个陋习。刘老先生是一位学识渊博、经验丰富的医家，他对病人不仅有这样一个同理心、同情心、慈悲心，对待同道也有开阔的心胸，同样对学生也是，唯恐金针不度人。刘老往往不厌其烦、旁征博引，知无不言、言无不尽，手把手地教学生，唯恐学生学不会，这也是刘老有众多弟子追随他的一个重要原因。我们作为后辈，作为当时学院里面普普通通的学生，到了刘老家里，刘老都是端茶倒水，在赶到饭点儿的时候，还留我们吃饭。他的这种平易近人，他的这种"绣出鸳鸯从今来，乐将金针度于人"的品德，都是值得我们学习的。不论是论病说理，他都不厌其烦。对于学生提的问题，循循善诱，然后以故事的形式，以及浅显易懂的道理，将深奥的医学道理讲出来。这是我们作为弟子和学生都感受得到的一种温暖，一种激励，在我们之后的行医和带徒过程中，把刘老对病人的态度、对同行的态度以及对待下一辈学生的态度，都把这些感同身受进行言传身教。我们也想像刘老一样，将这些东西都做好，但是回想起来，我们做的非常不够，离老先生做的还相差甚远。

刘老一直到九十多岁高龄，都一直奋斗在临床一线。他在晚年85岁的时候，还南下海南，进行创业。这在医学界，在山西的中医界，都是一

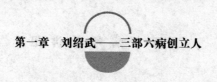

段传奇的佳话。刘老在海南的时候，1993 年 6 月 6 日的《海南日报》就以专篇"杏林老宿，高山景行"为题，对刘老的医德、医风、医术进行了全面报道。

老先生的生活，一辈子非常简朴，布衣素食。一个人的伟大，之所以称其为伟大，是从生活里一点一滴形成的。他这种高风亮节，一直指引着我们，在今天，在三部六病医学流派里面，我们作为弟子及再传弟子，仍然要以老先生为榜样，不仅在医术上，还要在医德上，创造一流的三部六病形象，从而造福更多患者。

第二讲　传奇人生，波澜不惊

在第一讲里面，我们通过几个故事讲述了刘绍武老先生高风亮节，杏林楷模的感人事迹。第一，从医数十年，不收一次礼。生和死本来只有一步之差，那些从死亡线上被大夫拉回来的人，对大夫是什么样的感情是可想而知的。可刘绍武老师却说："病人是病人，医生是医生。我们医生的职责，就是救死扶伤，实行革命人道主义，如果收病人的礼物，那算什么主义呢？"药王孙思邈在一千年前就说："医人不得恃己所长，专心经略财物，但作救苦之心，于冥冥道中，自感多福者耳。"第二，踏破病家门，不吃一顿饭。不接受病人的财物，刘老做到了，不到病家吃饭，这也容易做到，反正不去就是了。可是在登门看病时，被硬留住吃饭，那就麻烦了，但刘老也做到了。第三，刘老按病开方出药，不看人下菜，不看人下药，他同样也做到了。第四，虚心待同行，不诋毁诸医。这一点刘老做得也非常好，给我们树立了非常好的榜样。他这些品德的养成，和他的人生经历有什么关系呢？

那么今天我们就一起走进刘绍武的传奇人生。刘绍武先生，祖籍山东诸城。光绪十四年（1888年），他的父辈逃荒入晋，最后落户山西襄垣十字道村，他祖上是五代单传。父亲不识字，是以农为生，先后替人家看护庄稼，又在粉坊做短工，常年耕种。但由于是外迁户，经常受到本地人的欺负，终年节衣缩食，度日艰难。

刘绍武少年非常好学，天资聪颖。因为家里比较贫穷，一直到13岁才开始上学，但他用一年的时间就读完了初小三年的课程，后来又在高小边旁听边打短工，用了四年的时间就以优异的成绩考入了长治初级中学，但由于家境所迫，就辍学归田了。刘绍武幼年之时，体弱多病，那时候由于营养不良就患有缺铁性贫血，体质非常不好，面黄肌瘦。一次偶然的痢疾，使他险些丧生，他就感觉到庸医误人匪浅。在他14岁的时候，遇到一位乡村医生给家里人看病。当时刘老就问医生，看病难不难？医生回答说很难的。但是看到家人的病痛，庸医者无能，刘老就暗下决心，立志学医。

刘老一生只上过四年学，是个高小毕业生，所以他能成为一个非常有成就的医学大家，完全是靠自学。在高小四年期间，他立下了要学医、从医的志愿。他有个同学，家里是祖传的医生，所以家里藏的医书非常多，就经常借给他看，于是他就开始涉猎医学了。最早引刘老入门的是一本《医学说约》，这本书是他的启蒙读本。1924年，18岁的刘绍武就从高小返家种田了。刘老家弟兄两个，哥哥出生在山东，是随父亲逃荒到山西的，他与哥哥年龄相差很大，有20岁，所以家里劳动力就缺乏。他回到家之后，夏天种菜，冬天贩粮，成为家里的主要劳动力。但在这期间刘老并没有间断学习，每当得到一本医书就爱不释手、如饥似渴，在田间耕地，经常就是左手拿书，右手拿犁耙。

有一次，刘老就把拉犁耙的绳子套在脖子上，边拉犁耙边看书，硬是将犁耙拉歪了也不知道，这样就经常遭到父亲的责骂。父亲也只是希望儿子能写会算，能给家里记个账就行了，他也不希望儿子有多大的学问。因为家里穷只上了四年学，但刘老并没有因为上学少而放弃学医的愿望。有一次，刘老随父亲种谷子打垅的时候，只顾看书，就把墩子全滚在垅背上，父亲就用土疙瘩砸他的头。还有一次，村里面用碾子（山西长治老家

叫研子）碾米，刘老备好牲口，摊好谷子来碾谷子，就去看书学习了，等他从书本里面醒来时，谷子的皮不仅被脱掉了，整个谷子也被碾成了米粉……可以看出，年轻时候的刘绍武，既要在田间耕作，又要埋头读书，同时他所处的穷乡僻壤更是买不到书，他就向好友前辈借，这种学习是非常不容易的。因此田间就成为刘绍武年轻时读书的课堂了，就在这个课堂里，刘绍武老师读完了《医学说约》《黄帝内经》《伤寒杂病论》《神农本草经》等医学著作，为他以后从医打下了一个坚实的基础。所以说刘绍武先生早年就是以书为师，自学中医。他这种顽强学习精神感动了当地一些有经验的老中医，所以不少老先生便向他传授了许多临床真谛。刘老就说，这些零星碎语对他后来从医受益非常大。

刘绍武先生 20 岁时，为家里生活所迫，到我们长治地区——长治县与壶关县交界的经坊煤矿学习会计。这个地区是比较偏僻的山区，方圆四十里都缺医少药，所以老百姓看病十分困难。因为刘老有早年学医打下的基础，他就逐渐成为当地名副其实的医生了，不到三年的时间，他就名扬乡里了。当时，煤矿的老板为了阻拦刘老行医，就立了许多规矩，刘老就和老板玩起了"捉迷藏"。随着刘老病人越来越多，老板也就不管了。

刘老在煤矿学习会计期间，边学会计边行医。刘老善于学习，思维非常敏捷，而且敢于决断，所以刘老对煤矿这边的事也有在行，被矿工们亲切地称呼为"老博士""活老君"。说到这里，我讲一个故事。有一次，在煤矿上，井下面发生了透水事故，他冷静地指挥工人，以"外围包抄、逐步紧缩"的方法，用砖块加霸王泥填埋，修了一个三米纵深的堵墙，中间留下了出水口，最后用八斤的棉花和霸王泥，就将这次矿井事故解决了，所以刘老得到了很高的评价。还有一次，由于以前条件差，没有电灯，下矿都是点煤油灯，煤矿里面通风条件不好，所以下去矿煤油灯就经常点不着。刘老就将废矿的井堵了以后，在最远的井口点上柴火，使空气迅速流

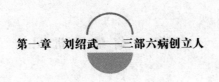

通起来，矿下的煤油灯就能点着。这些道理，今天看来好像很落后，也很简单，但是在当时，在旧法开采的小煤矿里，却是非常鲜为人知的。从这些小的事情，我们就可以看出老先生不为成规所束，天资过人的地方。

刘老在煤矿既当会计又当医生期间，正逢长治地区 1927、1930、1933 年，每隔三年就发生一次瘟疫流行。刘绍武目睹了老百姓的灾难，开始了勤求古训、博采众方的探索。刘老昼夜奔走在病人家中，亲眼目睹了老百姓的苦难、病痛，从此他便立下规矩——不收病人一文钱、不吃病家一顿饭，几十年不破一例。残酷的现实与苦心的实践，造就了刘绍武精湛的医技和高尚的医德。所以刘绍武老先生经常说："经坊煤矿是我从医的摇篮和学校。"在这期间，有个姓马的会计——老马是刘老从医路上的第一个学生。他比刘老要长六岁，刘老跟他学会计，他跟刘老来学医，两人互为老师。在这期间，有几个故事，我给大家讲一下。

一次是老马出去看病，他处了一个当归龙荟丸方，回来以后，他将患者病情讲给刘绍武，刘老一听，告诉他开错了，就陪着老马迅速赶到病家。这时候病家已经准备好后事了，煎好的汤药还没来得及服下。刘绍武就仔细审查病情，此时患者外表一派阳热之象，但是内藏真寒，所以刘老迅速开了一剂术附汤，马上熬好给病人服下，病人遂转危为安。还有一次，一个病人四肢厥逆，拘急疼痛，大汗淋漓，面色苍白。老马给病人开出一个四逆汤，刘绍武说：开错了，这是一个真热假寒之象，这个证是《伤寒论》第 29 条的芍药甘草汤证。所以刘老就开了芍药、甘草两味药，病人吃下去后一剂而愈。从这些小的案例里面就可以看出，刘老的医术在当时已经是非常高超了。

我们可以看出，刘老从小便立下学医的志向，但是他在学医、从医的路上是非常艰难的，并不是他想学医，就从医了。学医一开始为他的第二职业，而后来反而成为他最好的职业。

刘老这种立志要从医的愿望一直没有停下来，在1930年，24岁的刘绍武就在长治地区（长治市西关关帝庙）创办了第一家私立医院——友仁医院。友仁医院取义为"以文会友，以友辅仁"，这是《论语》里列子的一句话。友仁医院附设了一个友仁医社，这才真正开始了他的从医生涯。他既是医院的院长，又是学社的社长。刘绍武先生的医德、风范众口皆碑。比如，中华人民共和国成立前，山西长治地区的名医也非常多，当时旧社会里的医生都有派头，就诊者多为豪绅巨贾。这些名医的诊费非常高昂，价格令人望而却步，诊费明码标价——大洋1元，如果出诊城内4元，城外8元，晚上还要加费，车费另加。可见当时我们医生的身份地位是非常高的，而老百姓找这些名医看病是非常难的。刘绍武老先生创立的友仁医院与众不同，他开的是一家平民医院，前来看病的既有显贵，又有挣扎在饥饿线上的乡民，所以说友仁医院不像其他的名医们开的那种高端医院，它就是一个平民老百姓的医院。

刘绍武先生每天天一亮，洗漱完以后，就会早早来到医院诊病。他不分贵贱，不分贫富，一视同仁。如果来的是重症病人，他会提前来就诊。刘老的诊费没有明码标价，全凭患者的心来给诊费，可能有的一角，两角，三角，五角，有的一元。当时也有富贵的患者，一次会给几十元。但是刘老从来不计较病人诊费的多少，一视同仁，对衣衫破烂的病人不仅拒收诊费，而且处方上还会盖上免费的章。许多贫苦的病人经常伏地磕头，感谢救命之恩，刘绍武老先生总是双手扶起病人说，吃副药就好了。

当时医院的医务人员一共是五名医生。那时候，刘老已经有中西医结合的思维。五个医生里，三名中医，两名西医。另外还有两个抓药的，另有四个学徒。他们在诊病之余，还定期举行学术活动，社会医界的三十多位医生来听讲，医社成员的医学水平提高得非常快。1933年，长治举行的中医考试一共录取了12名，友仁医社就占到了10名，社会影响非常大。

其中部分人后来都成为长治当地的名医。这段历史，在《长治市卫生志》里面有专门记载，记录说："友仁医院学术风气很浓，除了他们院内工作人员以外，还吸收社会上的私人医生和爱好医学的知识分子三十余人，组成他们的社友，每周组织一次专题学术讲课，除本社友外，各界爱好医学的人士都来参加。所以诊所里面学术风气非常好，展开学术争鸣，探讨古今医学，每个人从自己的角度取长补短，共同学习提高诊治疾病水平。"

这个时候的刘绍武经过这种系统的学习和实践，已经成为一名既有理论又有经验的真正意义上的医生了。这一时期，他阅读了《陈修园医书七十二种》《医学大成》等三百余册。从 1930 年中华书局出版的《皇汉医学》里面受到启发，他感悟到《伤寒论》的医学价值，并开始了一病一方、合病合方的诊疗模式。在猖獗的瘟疫流行中，刘老通过对《温病条辨》和《伤寒论》的反复对照和不断实践，体会出了仲景经方的卓越疗效和辨证优势。从此，刘绍武先生就逐渐放弃时方，专攻经方，为他以后的治学打下了坚实的基础。

医院一共开了三年多，在 1933 年的时候，由于刘志丹将军东渡黄河抗日，在孝义与国民党展开激战。阎锡山惧怕共产党的活动，禁止了一切社团活动。根据资料记载："刘绍武在友仁医社的讲学活动一共 140 余次。每次讲课的笔记都油印成册，一直到医院关闭。"到 1938 年，日寇侵犯中原以后，医院被迫关闭。这是刘老早年，从开煤矿到开医院的简单的一个过程。

刘绍武老先生离开医院后又重新回到了经坊煤矿，重新接手煤矿，在煤矿既当经理又当会计。虽然刘老早年经营煤矿，但是由于煤源不足，也是债台高筑。为了不影响给工人发工资，他想尽办法，周转借贷，一年下来所剩无几。即使这样，他还经常接济贫苦百姓。每年到了秋收的季节，他就大量购进谷米，在院子里储藏两个粮仓，以备在春夏之际周围农民闹

饥荒。刘老采取了一个方法，春天就把粮食借出去，秋收以后老百姓再还回来，形成一个循环，年年如此。所以救困济贫的习性从他年轻时候就已经养成。

有一次，村里由一个叫张老四的年轻人，懒散赌博，不务正业，年终揭不开锅，大年三十到刘绍武的煤矿借粮。刘绍武老师顾其家有年高老母，没等张老四开口，就让家人给了他四十块钱，两斗小米，帮他渡过难关。我们经常讲"人做善事必有善报"，后来日本人占领了长治，张老四做了村里的维持会会长。1939 年冬天，日本人到村里开会，要抓刘绍武重新开矿。张老四借口拉肚子，跑到刘绍武先生家里，通报了这个消息。刘绍武连夜越墙而逃，跑到了当时的国统区，幸免了日本人的捉拿。刘绍武老先生曾经给我们学生讲了一个故事，就是他在经坊煤矿期间，这期间刚好东北沦陷，很多共产党人赴东北参加抗日联军，其中有我们非常熟悉的杨靖宇将军。将军是河南人，杨靖宇将军路经长治，路过经坊煤矿，当时刘老帮助他在这里住了一夜。这件鲜为人知的故事，在刘绍武先生心中常引以为豪。

1939 年，日寇进犯山西，长治沦陷。之后刘绍武老先生就抛家舍业，背井离乡，夜逃西安，开始了长达十年的漂泊生活。我们称之为"一身豪气不作奴，流落异乡研医理"。刘老在离开煤矿，逃难西安的时候，身上所带的盘缠全部用尽，人地两生，经济无济，到了西安三天，只好吃红薯、喝白开水度日。后来接受了西安当地教会的救济，在西安定居下来，开始行医为生。

按照当时国民政府的规定，开业行医像我们今天一样，需要通过当地考试院取得行医资格证。刘绍武于 1940 年 2 月报名参加中医考试，9 月份通过了陕西省西安市的考试，取得了中医师资格。后在西安尚仁路公字 1 号挂牌开业，正式行医。1942 年，又参加了国家考试院的中医师资格证

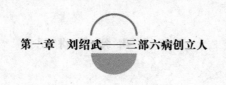

书考试，1943 年获得考试资格证书并登报公布。但由于时局动荡，直到 1946 年才拿到中医师资格证书。在当时全国中医界通过这项考试的也是屈指可数，大约就 40 多人，后来这些人中有不少人成为中医界的泰斗。

在西安行医期间，刘绍武受到中西汇通派的影响，开始大量学习西方的新兴学科，比如逻辑学、哲学、心理学等西学。他广泛结识医界同仁，参加了当时西安的中医学会，与西安的中医界的名人，如陕西中医学会的傅仙方、宋紫峰、王新武、史寿之等人，共同创办了《国医周刊》，在周刊上刘老连载了 37 期有关心脏病的诊断与治疗的文章。后来在碑林处所做"心脏病的诊断和治疗"学术演讲受到了很高的评价。当时云集于西安的中医师非常多，有 600 多人，中医学会从中选拔了 60 名医生，在西安市中医学会门诊部轮流出诊，刘老先生名列第 11 名。所以说刘老在年轻的时候就非常有威望了。

1943 年，日寇攻进潼关，西安大后方受到威胁，开始疏散人口，刘绍武被迫迁往甘肃天水，在天水认识了他的第一个徒弟——徐光棣，并重新创办了"友仁诊所"。提到徐光棣老先生，他是中华人民共和国成立后天水市中医院的第一任院长，是天水市中医院的创始人。他在早年是跟随刘老学医的，这段历史也是非常珍贵的。当时天水作为敌后方，山西许多名流云集于此，在各界人士的赞助下，又恢复了他的友仁医社，开展了讲学活动，当时许多社会名流以及医界朋友前来听他讲《伤寒论》。

刘绍武先生从 1944 年 8 月到 1945 年 5 月，每天下午讲《伤寒论》和《金匮要略》。当时的陇南日报社总编——张辅轩先生（后来是山西大学理化系的主任，1987 年去世），亲自给刘老做笔记，整理了 30 多万字的资料，包括《仲景学术观》《仲景证治观》《仲景药能观》。1945 年，"仲景三观"准备在《陇南日报》刊印。后来由于战事吃紧，陇南日报社被关闭，没能出版。日寇投降以后，由于战事稍缓，刘老急于返乡，他当时的讲稿

就遗失了，这是一件非常遗憾的事情。后来我们曾经去过山西大学，找张辅轩老先生，问他这个事情，他说他手头的这个资料也找不见了。

1946 年，刘绍武辗转 3 个多月，回到了太原。回到太原以后，他想回老家，由于当时太原是国统区，长治地区是八路军解放区，两个地方是封锁的，不能来往。所以刘老就没能回到他的老家襄垣，在太原市等待机会，在此期间，他就在太原市的红市街宁化府对面的济华药店坐堂行医。从 1946 年 3 月一直到 1947 年 8 月，1 年多时间，由于他的医术非常精湛，成为当时轰动太原的名医，就医者甚多。当时在太原行医的，我们大家都知道的，有时逸人先生，还有山西省的名医李瀚卿老先生（山西中医研究所所长）。他们两个人就听说，从西安过来一个医生在这坐诊，病人非常多，还有什么"行医证"，就慕名前去拜访。一个是他在西安时取得的行医证，再一个就是国家考试院发的执业中医师资格证，刘老把它们称为"讨饭证"。刘老把这两个证书挂在大药房墙上面，作为他的招牌。李瀚卿和时逸人老先生看见很稀罕，说从来没有见过两个证，在整个中医界里是非常难得的。

1947 年 8 月，刘绍武在太原待了一年多，就是一直回不去老家，所以他就决定重新回天水。他在太原行医的整个过程中，基本上看病还是他的一贯作风，给穷苦百姓看病，诊费基本不收或者很少。他在最后这一个礼拜决定返回天水的时候，免费给病人看病一个礼拜，就是义诊。在中秋节这一天，患者送来的月饼，有 64 斤，而刘老把月饼全部周济给路过的穷人。

1947 年，在刘老返回到天水以后，内战就开始了。所以在 1948 年，刘老又从天水到了甘肃凉州武威，他在武威当地最大的一个药庄——同济药店，坐堂出诊 5 个月。后来，在 1949 年的时候，他又重新从武威返回到西安。

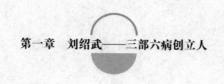

刘老的人生里面，有许多神奇的故事。1949 年 6 月，西安和平解放。当时物价上涨，好多达官显贵就逃离西安，当时发行的纸币就不值钱了。这时候，刘老就把他所存的银圆换成纸币，因为纸币不值钱了，物价上涨，纸币贬值，别人都是抛掉纸币换银圆，他却把银圆换成纸币，很特殊。西安和平解放以后，整个西安城又重新恢复了秩序，整个物价又下降，下降以后，纸币又重新增值，这时刘老又重新把纸币换成银圆。这样一进一出，这就成了刘老一个非常好的理财项目了。他将纸币换成银圆以后，就离开西安。从这时候，他就开始从西安乘车，返回久别的家乡，结束了他 10 年漂泊流离的逃亡生活，回到了故乡——长治。

他在十年逃亡期间，从陕西西安到甘肃天水，人生的历程是非常曲折的。中华人民共和国成立以后，一派欣欣向荣的景象，刘绍武先生怀着满腔的壮志，在长治地区又重新开业，开了一个同仁联合诊所。凭借他早年在这一带建立的信誉，加之在外面流浪漂泊十年的经历，所以很快就打开局面。在长治重新开业的这个阶段，他的整个学术思想已经非常成熟了。通过早年的《仲景学术观》《仲景证治观》《仲景药能观》的总结，在这一时期刘老就已经成为一个非常成熟的医家了。刘老就是在此时创制了团鱼丸和小红丸。小红丸是治疗儿科的一种成药，它是由蜜蜂作为主药，然后加朱砂，还有一些其他的成分组成；团鱼丸，是以鳖为主要成分。两个成药在当时非常畅销。刘老师这时 46 岁，年富力强，学验俱丰，正处事业的黄金时代，但是天有不测风云，一场危机悄然而至。

1956 年 1 月，刘老因信仰基督教被举报，山西省公安厅就将刘老从长治抓捕到太原，关押在太原的小东门，也就是现在山西省司法厅那个地方，当时是一个国民党高干监狱。在小东门监狱里，刘老待了九个月，公安机关对他进行了详细的调查，最后给刘老的结论是无罪释放，说刘老的整个历史是清白的。当时被带走的时候，刘老在长治地区就是一个非常有

名气的医生，所以公安厅的同志就希望刘老能够来太原行医，并在送行的时候给了他三十块钱的路费。后来刘老也因祸得福，从长治来到了太原行医。

刘老到了太原以后，就在太原市现在的五一路，当时的一个达仁堂坐堂。坐堂以后，从1959年开始筹建太原市中医研究所，刘老是其主要的创始人之一。在1958—1962年，刘老在坐堂和筹建太原市中医研究所期间，北城区检察院的李志魁先生（后来他是太原市教育学院教务处主任），提出了要为刘绍武老先生整理《仲景学术观》。于是，刘老给李志魁——一个检察官连续讲了近四年的中医。一个讲，一个记，几乎牺牲了全部的节假日，整理出了近十万字的《仲景学术观》的手稿，后来油印成册。当时山西省中医研究所所长李瀚卿老先生看后非常赞赏，就邀请刘绍武先生担任山西省中医药学会举办的中医研修班的《伤寒论》授课任务。

这是三部六病学术思想首次在中医界曝光，学术的争论也从此开始。当时，有些人批判他是离经叛道、割裂经文。虽然别人的非议很多，但刘绍武先生的医术是大家公认的。他在太原市中医研究所先后开展了30张溃疡病病床、20张脉管炎病床的有关这两个病的课题研究，取得了非常好的成绩。1964年，他在北京参加全国华北地区中医经验交流会上，受到好评。这个时候，他的专病专方、协调疗法的思想逐渐开始成熟起来。1965年8月，刘老在《上海中医药杂志》发表了"当归四逆汤加减治疗血管闭塞型脉管炎"一文，12月份《中医杂志》刊登"60例溃疡病的治疗报告"。1966年，他开始一方到底，定证、定方、定疗程，进行剂型改革。

"文革"开始后，刘绍武先生已经成为山西省的四大名医了。每天接诊一百多号病人，任劳任怨。刘老从太原被赶回襄垣老家，进行劳动改造。因为刘老每天接诊病人一百多号，所以他离开后，患者们感到非常不满。40天以后，在广大患者的要求下，大家就到太原市革命委员会请愿。

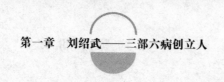

太原市革命委员会主任刘世红，就勒令太原市中医研究所派车把刘老从襄垣接回来。

到了这个阶段，刘老就不讲学术了，因为他的学说被学术界扣了许多帽子——割裂经文、离经叛道，他也不敢讲他的三部六病了，就是个默默看病的老大夫。因为他非常善用小柴胡治疗慢性病、疑难病，坚持定证、定方、定疗程，病人吃药一吃两个月、三个月，所以给他起了两个外号，一个叫"刘柴胡"，一个叫"刘百副"。刘柴胡是说他开小柴胡汤；刘百副是说一开就吃一百副。

这就是刘老这段传奇的人生和他跌宕起伏的经历。在这样的历史环境下，不间断地研究中医、研究学术，为人民、为当时的病患服务。就这样一个过程，我讲给大家，是因为他整个的思想，包括后面的治疗思想、学术思想的形成，都和他的经历分不开，包括他的医德医风，也不是一日形成的。

刘老面对苦难，波澜不惊，面对人生的苦难，他从来没有埋怨过或者颓废过。刘老一直都是默默地研究他的学问，为广大贫困的百姓解除苦难。从这段历史中，我们也能感悟到很多人生的真谛。我们今天处于一个好的时代，我们回顾先生这样的一段历史，对我们的人生、我们的事业是有帮助的。

第三讲 独向深山，坐看云起

上一讲我们谈了刘绍武老先生的四个人生阶段：第一，少年艰辛求学路；第二个，青年创业奋斗路；第三，壮年漂泊逃亡路；第四，中年人生是非路。今天我们再一起走进刘绍武老先生的学术形成心路，题目是——独向深山，坐看云起。

1995年，88岁高龄的刘绍武老先生，在海口市，有一次和学生在海边的小径上散步。他赋诗一首："独向深山深处行，松针翠柏如寻迎。流管清丝浑抛却，海边听水听涛声。"这首诗，表面上好像是刘绍武老先生离却中原腹地山西，独行海南深处即兴的感受，实际上细细品味，却是刘绍武老先生对人生、对治学的一种感悟与追求。他不屑去蹈袭别人走过的平坦旧路，却偏向人迹罕至处去独辟蹊径，去寻求新的发现。在他看来，深山深处如寻的松柏竟比城市间的流管青丝更加美妙，大海的涛声水声，比车水马龙的喧嚣更加悦耳。这是一种境界，更是刘绍武老先生一生执意的追求和信仰。刘绍武老先生抛开70年久居的旧地，勇敢地投身到另一块亟待开发的处女地域，于一名88岁高龄的知名学者而言，人皆谓其"怪哉"！刘绍武老先生，的确是我国近代一位见解独特、学说风格鲜明，创立了一套理论体系，形成了一个流派，并具有巨大影响力的医学家，也是一位充满了自主定见，绵里藏针，具有特殊性格和非凡毅力的人。

刘绍武老先生业医80余载，一生钻研《灵枢》《素问》《伤寒》《金

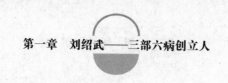

匮》，旁及历代百家，纵观西医学，平素非常重视哲理知识，更好文史艺术，对自然科学等边缘学科也广泛涉猎，而且博闻强记，能对许多典籍医论、中外哲学著作大段背诵，尤其是对四大经典之一的《伤寒杂病论》更是详熟，无论何时何地，无论此书的哪一句、哪一段、哪一证、哪一方、哪一药都能随口而出，真可谓倒背如流。对于中医、中西医结合，以及哲学的结合，都有其精妙深邃独到的认识。

刘绍武老先生一生都很简朴，布衣素食，从不追求物质享受，谦逊和善，做事做人脚踏实地。刘老平时总是穿着深蓝色的中山装，或者深灰色的衬衣，脚踏黑色布鞋，走起路来大步流星，犹如壮年。他老人家给人的印象，永远是面部和善，腰杆直挺，思维敏捷，谈吐不凡。他老人家声名远播，却仍几十年如一日，永远那么平易近人，永远是那样精神矍铄。

自20世纪80年代以后，刘绍武老先生的学说逐渐被国内学术界所公认。经过不断完善，刘绍武老先生的三部六病体系也日臻成熟。先生学问渊博，对中医传统经典的研究自出手眼，独创新说，力排诸说，但也如斯语："做学问如蜜蜂酿蜜，各家学说如百家之花，采百花之蕊，酿成自己的蜜。"他结合西医学理论，对人体概而分之，对疾病括而类之，升华和充实了《伤寒杂病论》的学说。

刘绍武先生常挂在嘴边的一句话是："学术是人类智慧的结晶，应该无古今、无中外、无你我，以是者为是，非者为非，永远以先进代替落后。"他在治学上，博采众长，兼容并蓄，常新常进，用他的话说是："前不同于古人，自古人来，能发展古人；后不同于来者，而能向来者去，而能启迪来者。"作为一代名医，刘绍武老先生最大的特点，就在于独辟蹊径，不随波逐流，也决不亦步亦趋。正如老先生经常说的："真正特立杰出的人，决不屑走人家已走过的旧路；读书贵在疑，小疑则小解，大疑则大解，择其疑处，方能悟。我们应做书本的主人，而不应做书本的奴隶。"

刘绍武老先生一生中有两大成就，一是通过对《伤寒论》的研究，提出了三部六病学说；二，对医学的巨大贡献是提出了协调疗法。今天就这两个问题，我分开对大家进行交代。

首先我们来看看刘老先生三部六病学说的提出。刘绍武先生，一生精研《伤寒杂病论》，但他思古而不泥古，敢破六经桎梏，敢为天下先，力排众议，独创三部六病学说诊疗体系，融中医理论与临床经验于一体，使之更进一步系统化、标准化、规范化，为发展传统医学做出了杰出的贡献。张仲景所著的《伤寒杂病论》一书，标志着中国医学临床理论体系的确立，该书包含了古代医家辨病论证和辨证论治的医学思想、论治经验和有效方药，奠定了中医临床基础医学。两千多年来，《伤寒杂病论》被整个医学和临床实践所证明，如何来继承这一中华医学的瑰宝，并使之发扬光大，是摆在一代代医家面前一项光荣而艰巨的任务。所以刘绍武老先生以其80多年的医疗实践和精心研究，成为继承和发展《伤寒杂病论》的佼佼者。

刘绍武先生早年在家乡行医，适值瘟疫流行，为其实践《伤寒杂病论》中的方剂提供了一个良好的机会。他在初读医书，《陈修园医书七十二种》《伤寒论浅注》，张令韶和张隐庵注解的《伤寒论》等，这些医家共同应用的模式就是以本、标、中气图作为理论工具，来解说《伤寒论》。用于临床，刘老在实践中发现，这种方法很难辨清一个病的病位、病性，使学者感到困惑。这样刘老一直徘徊将近10年之久。后来在学习《伤寒论》的过程中发现，如今保存下来的所谓宋本《伤寒论》，经历了一段漫长的历史，朝代的更迭，战争的纷繁，使其在复杂曲折的历史环境中显晦易变，原书难觅，所以唐代孙思邈晚年访江南的时候，是在医生的口述背诵中得到《伤寒论》条文。所以，《伤寒论》的凌乱无章、错漏在所难免，虽然后来经过了宋代高保衡、林亿、孙奇的校订整理，但现存版

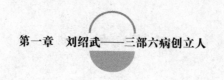

本的缺遗、错简非常多。刘老认为，《伤寒杂病论》的根本问题是纲不系目，遂欲重整《伤寒论》的六纲。他提出了自己研究《伤寒论》的八字原则，即立纲，归类，正误，补缺。这时候，刘老先生的三部六病学说开始萌芽。

实践是发现和检验真理的唯一标准。随着刘绍武老先生医疗实践的深入研究，方剂越用越多，思路越来越广，对《伤寒论》的方剂有了更加全面的了解。他逐渐认识到，张仲景在《伤寒论》中，表、里、半在表半在里，这些称谓是病位的概念；太阳病、少阳病、阳明病、太阴病、少阴病、厥阴病，是一个病性的归类。这样就形成了刘老先生创立三部六病最初的萌芽。特别是在 1930 年，他看到日本汉方医的《伤寒论》，在治病的过程中经常使用合病合方，再回头读《伤寒论》发现，张仲景也使用桂枝麻黄各半汤、柴胡桂枝汤等，张仲景临床实践也是合病合方，这使他受益匪浅，为他后来所创立三部六病诊疗体系中的合病、合证、兼证拓宽了思路。汤本求真是一位研究《伤寒论》的医学大家，对《伤寒论》的研究颇具独到见解，其随师十余载，写出了《皇汉医学》，对日本汉医和中国中医影响都非常大，故近代医学家章太炎说："仲景若在，则必曰：我道东矣。"

刘绍武老师常常说："从事医学工作，不仅要精通理论，而且要学以致用，学医不同于搞历史和考古研究，在医学实践中，要做到两点：一是准确诊断，二是有效治疗。张仲景就是重视诊断和强调治疗的先驱和典范，历代注释家多坐在书房内搞注释，常是理论和临床脱节。"刘绍武老先生经历长时间的实践检验，对《伤寒论》方剂逐步有了较清晰的认识。

刘绍武老先生在 1944 年，逃难天水期间，首次以三部六病的学术思想，系统讲解了《伤寒杂病论》，整理出了《仲景学术观》《仲景药能观》《仲景证治观》讲稿。后来据刘老回忆，这三份讲稿不幸遗失。回忆中刘

老讲述，他是以三部六病作为病位、病性、辨证体系，系统地划分了《伤寒杂病论》中的条文、证候、方药体系，作为一个仲景学说的主轴线；以病有病位，位有证候，证有病性，以性定方为中心形成了仲景证治观；以多方选主方，多药选主药为宗旨，将《伤寒论》中的方药按部归类、按性定方、依方选药，形成了仲景方药施治体系的药能观，这是刘绍武先生个人历史上对三部六病学说的首次归类总结，是用三部六病学说来解释《伤寒论》的首次尝试。

1971 年，刘绍武先生在古郊巡回医疗期间，为基层的 626 卫校讲授中医，首次明确阐述了三部六病学说。他以《伤寒论》原文为基点，系统讲解了三部的划分和六病的确立，即凡是与空气接触的部位划归为表；凡是与饮食物接触的部位划归为里；表里之间，凡是和血液接触的部位，同归于半表半里部。按照阴阳对立统一的原则，表部阳性病为太阳病，阴性病为厥阴病；里部阳性病为阳明病，阴性病为太阴病；半表半里阳性病为少阳病，阴性病为少阴病，那么三部中划分出六类不同证候。三部六病这种辨证论治体系，是对《伤寒论》仲景学说思想的一个高度概括。刘老的全部课程，当时由太原市中医研究所的随行工作人员，韩基和赵先梅两位同志做了一个笔记，这是流传的三部六病的第一部讲课记录稿。

1972 年，山西省举办了首届西学中班，刘绍武老先生就承担了讲授中医班《伤寒论》课程的任务。他第一次用三部六病学说，为学员系统解释《伤寒论》。他分别讲述了太阳病的诊断要点，厥阴病的辨厥真伪，阳明病的痰、水、血、实的泻法治疗，太阴病的阶段性温补，少阳病的清、降、散、滋的治疗原则，少阴病的虚衰证治，使六病的诊疗皆有部可依、有病可循、有方可治、有药可用。并用了近 2 年时间将《伤寒论》100 多个方尽数应用于门诊患者，在七万余例患者的诊治中，确定了各方的证候，进而多证突出主证，主证突出纲领证，纲领证突出核心证，由此纲举目张，

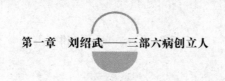

做到了按部定证，据证定性，依性定方，以方定名，逐渐形成了他临床证治的医疗体系，这时候我的一个师兄宿明良，把他的临床治疗做了一个整理，成为以后的一个非常重要的资料。

由于病人太多，刘老每天要看一百四五十号病人，导致身心劳累过度，在1975年的一天，刘绍武老先生在门诊突然晕倒，所以他因病在家休息5年。但他对创立、推广三部六病学说矢志不移。在1976年的时候，第三期西学中班的解放军学员郭维峰，听说老先生在家养病，不能给他们讲课，自觉非常遗憾。但是他们有幸见到了在山西医学院附属二院进修的第一期培训班的宿明良医生，于是就和闫云科决定一起到刘老家中去拜访。当时在刘老家中，不足11平方米的小低矮平房里面，刘老躺在病床上，给他们讲述三部六病学说，他们边听边记，然后汇集成文。后来经过胡连玺师兄的增删，订补成册，取名《三部六病》，由太原市中医研究所内部刊印，于1979年在山西省中医年会上散发，随即引起中医界的关注，这也是三部六病铅印成册的第一本专著。

三部六病学说，从刘老的提出到在社会上引起广泛的关注，经历了一个很长的艰辛过程。这个学术思想的提出，也是一个逐渐发展和完善的过程。在数十年的医疗实践中，三部六病学说经历了一个逐步完善的过程。比如一开始，刘老将栀子豉汤选作少阳病的主方，对治少阳病的热烦效果好，但解决不了少阳病的胸满，后来从《伤寒论》的小柴胡证的胸胁苦满得到启发，所以他就把黄芩汤加柴胡确定为少阳病主方。还有，太阳病的主方，他一开始用的是葛根汤，葛根汤中葛根、麻黄治疗太阳病无可非议，但是葛根汤是以桂枝汤为基础，太阳病是表部的热实证，王叔和有"桂枝下咽，阳盛则弊"之说，所以用桂枝汤来治疗太阳病于理不通。后来在1972年，刘老用麻杏石甘汤加葛根组成一个新葛根汤，在临床上初试，疗效大增。经过反复的临床运用，证明疗效非常可靠，这样就确定了

太阳病的理想主方，就是我们今天的葛根麻黄汤。1973—1985 年，就逐步形成了三部六病的一个基本框架和内容。三部六病学说是刘绍武先生长期从事《伤寒论》临床实践和理论研究以后，逐步总结出来的一个带有规律性的学说。三部六病从既要符合西医学的理论，又要符合中医学理论的愿望出发，成为创造具有民族形式和民族风格理论体系的一种新的探索。

20 世纪 80 年代，刘绍武老师就大胆接受了一些新思想，把"旧三论""新三论"引入三部六病体系。系统论是一个标志性的学术，这种系统方法是 19 世纪 30 年代的产物，是一种新型的科学方法论，发展迅速，引起了现代科学家的普遍重视。中医理论的现代化要借助于先进的方法论。系统论认为，系统是由相互联系、相互作用的要素组成的，它具有一定的整体综合功能和性质。系统方法就是从组成系统整体的各要素相互联系和相互作用中，揭示和研究对象的本质及其规律。事实上，系统论也是医学和哲学的中介环节，类似我们中医辨证的观点，所以贝特兰菲在《有机论》中说："生物体不是一些零部件杂乱无章的堆积物，而是一个有机的统一体，这种有机物具有一种性质，即系统质。"

在三部六病中，将人体视为一个整体系统，三部是三个子系统，各组织和器官又是下一级的子系统，所以三部在机体内遵循一定的顺序性和动态平衡性向前发展，保持各部特有的功能。所以三部不能说其中的某一部占优势，只能是三部全面地、协调地、均衡地为整体保持着各自的生理功能。比如，表部肺的节律性的呼吸，皮肤汗腺适应性的开合，里部消化系统顺序性的消化、吸收和排泄，半表半里部规律的、周而复始的循环，凡此种种，都可表明三部系统的有序性和平衡性。西德物理学理论家哈根，在他写的系统论中称此为目的点和目的环，认为大系统功能的结构特征是各系统功能结构协同作用的结果，系统只有在目的点和目的环上，才能显示它的稳定性。在表部，肺与皮毛的功能是适应空气，它们的一切生理活

动都是为了整体正常的适应和利用空气而进行的，这就是表部的目的点和目的环；在里部，口腔、食道、胃、小肠、大肠的功能是适应饮食物，一切生理机能都是为了适应饮食物的消化、吸收、排泄而存在，这是里部的目的点和目的环；在半表半里部，心脏、血管等一切功能是为了适应血液循环，调节和稳定内环境，它们的活动都是以达到血液正常循环为目的点和目的环的。

法国的生理学家伯尔纳说："所有的生命结构尽管多种多样，就一个目的，就是保持内环境生活条件的稳定。"在伯尔纳发表观点的前四年，恩格斯就写道："在活的机体中，我们看到的一切最小的部分和较大的器官持续不断的运动，这种运动是以整个机体的持续平衡为其结果。"所以我们中医学倡导的阴平阳秘、精神乃治，正是机体平衡稳态学的高度概括。张仲景生动直观而抽象的思维，以临床实践经验为内容写成的《伤寒杂病论》是一个创举，那么他也是系统方法论的一个伟大先驱。刘绍武从提出三部六病思想的萌芽，一直到后来与西医学科学的有机结合，发展和完善了三部六病的医学体系，是他老人家一生中对《伤寒论》研究的一个重大贡献。

第二个问题，我们谈一谈刘绍武老先生中、晚年的时候，提出了一个非常创新的思想——协调疗法。协调疗法是三部六病学说的重要组成部分，它与纠偏疗法共同组成三部六病的两大疗法。协调疗法的提出，一开始主要是针对矛盾双方共存于一个统一体，呈现出一个非寒、非热、非虚、非实的统一性的疾病状态。最初仅仅是一个三部的协调，比如用葛根汤协调表部，用生姜泻心汤协调里部，用小柴胡汤协调半表半里部。后来在针对大量慢性病、顽固性疾病的时候，涉及整体气血阴阳的不和，不是单纯三部中某一个部的因素，这时候就需要有一个对全身气血有协调作用的方剂。

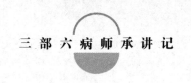

刘绍武老先生根据《伤寒论》第148条："伤寒五六日，头汗出，微恶寒，手足冷，心下满，口不欲食，大便硬，脉细者，此为阳微结，必有表，复有里也；脉沉，亦在里也；汗出为阳微，假令纯阴结，不得复有外证，悉入在里，此为半在里，半在外也；脉虽沉紧，不得为少阴病，所以然者，阴不得有汗，今头汗出，故知非少阴也。可与小柴胡汤，设不了了者，得屎而解。"从此条文中，刘老看到了太阳、少阳、阳明、太阴、少阴、厥阴六病同时存在，但它既不是表证，又不是里证，也不是半表半里证；既不是阳证，也不是阴证，它是一个寒热错杂、虚实互现，是整体的不协调，这就给临床辨证带来了非常大的困难。但是我们的医圣张仲景独具匠心，创立了小柴胡汤来和解表里阴阳，调畅三焦气机，从而达到"上焦得通，津液得下，胃气因和，身漐然汗出而解"，或"得屎而解"的奇特效果。历代医家对小柴胡汤推崇备至，素有"有诊断之误，而无治疗之错"的美称。

在临床上，整体气机不调，表里阴阳不和，刘老就大胆提出：凡人体疾病，矛盾双方显现非对抗性矛盾，不出现大寒、大热、大虚、大实的四大证时，就采用小柴胡汤来协调整体。用小柴胡汤来协调整体，是发挥人体的自然疗能，人体进行双向调控，从而达到宣通表里，疏调三焦，充津液而使五脏戴泽，和气血而使生机恒常。所以通过大量的临床实践，刘老就体会到了小柴胡汤具有协调整体的能力，但刘老对小柴胡汤的一些药物进行了修改。通过大量临床实践体会到，小柴胡汤以苏子代半夏，苏子降而下气，利膈宽肠，以除半夏之燥弊。在非呕非恶疾病中，以川椒代生姜，川椒除湿散寒，解郁温中，热而不伤津液，并有解痉缓急止痛之用。这样既不失原方剂的组方精神和临床疗效，又使得方剂更加平和。小柴胡汤既已更药，故改称"协调基方"。方药组成：柴胡15g，黄芩15g，党参30g，苏子30g，花椒10g，甘草10g，大枣10枚。方中柴胡主升，苏子主

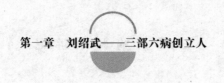

降，黄芩主清，川椒主温，柴胡主疏泄，党参、甘草、大枣主补益。七药相互制约，协调共济，共同组成和解大法。

三部六病认为机体的整体性表现在气血上，通过气血的循行达成机体的统一。因而整体性也是通过这种气血表征于外，所以小柴胡汤调和阴阳气血，达到整体的协调，当成协调整体的基础方。

人体是一个复杂的自调节系统，同时也是一种自防卫系统，如果整体功能协调，机体就可以根据自身的需求，进行取舍调配抗御外邪，以保证生命运动的正常进行，否则就会造成气血失衡，功能失调，发生病变。协调疗法的宗旨是最大限度地发挥人体自身的自调节功能，充分发挥机体的自然疗能，来达到治疗疾病的目的。在治病过程中，我们中医有一个思路就是给邪以出路，这也是协调疗法十分重要的一个原则，这里通过梳理三焦，开发毛窍，通调二便，保持机体的体内清洁，以求推陈布新。

临床上许多患者接受协调疗法的过程中，出现了一些协调反应，这是一种好现象，是机体自身抗病外出的一些反应。虽然易诱发这种病变表面化，病情好像加重，但是随着治疗的持续，多种疾病就会一起消除。实践证明这个推断是正确的，从而达到人体中潜在疾病的早期发现和早期治疗。治疗和预防是一个矛盾的两个方面，刘老在世的时候经常跟我们说："没有治疗作用的药物就不会有预防作用，而具有预防作用的药物必须是安全性高，无副作用，因此协调疗法必须具备这样一个特点。"在《黄帝内经》中有"上工不治已病治未病"之说，而协调疗法可以达到有病可治，无病可防，长期服用可以祛病、健身、抗衰老，故协调疗法可以长久使用。

常言道："病来如山倒，病去如抽丝。"因此在慢性病的治疗上不仅要有有效的方剂，而且还得有足够的疗程长期服药。人体整体病普遍存在，且形成了局部病的广泛内因。在《黄帝内经》中讲到"邪之所凑，其气必

虚",虚就是气血整体功能的不协调,疾病尽管是局部的,但是也不能凌驾于整体之上。因此对于许多疾病来说,没有整体的根本协调,就不会有局部症状的改善。所以三部六病对于局部病采取的治疗原则是,在协调整体的基础上加以突出局部,针对每个局部的病理特点加以立法、定方、选药,以"整体–局部双关疗法"来定证、定方、定疗程。

协调疗法的形成有一个非常漫长的过程,刘老提出的协调疗法在后来有了进一步的发展,因此协调疗法的提出在医学史上具有划时代的意义。它既是新的医学模式,由过去的生物医学模式过渡到社会–心理–生物模式的一个高度,也是解决慢性病的一把钥匙和有力的武器,特别是系统论的引入,进一步丰富和发展了协调疗法的内涵。刘老认为,系就是联系,统就是统一,系统就是联系和统一。所以整体是由局部组成但不是各个部分机械相加的总和,而是由相互联系的各个部分按照一定的结构性形成一个有机的整体。整体产生出来的性质就是整体性,而组成它的各个特性的组合,也就是我们常说的 1+1>2,这是系统论的基本思想。

刘绍武老先生就把机体的整体性,创造性地归纳出八个方面的内容,即气血的统一性、生态的自主性、层次的有序性、结构的功能性、动态的平衡性、形神的一致性、天人的合一性、意志的主导性。协调疗法的实践目标就是促进人的生命过程的自主实现、自由发展和自行和谐。生命活动自身拥有调整一切失和,化解一切疾病的本能。协调疗法是中医治疗疾病的大法,它不是一方一药,但是任何理论和观点,都必须要落实到技术层面才具有可操作性。刘绍武老先生在这一方面就做得非常好。刘老从大量临床实践中,不仅提出协调疗法的理论,而且在技术层面上进行了相互融合。

在技术层面上,刘老又提出四脉辨证,这是他的又一大创举。刘老先生在临床中,辨证准确,处方精要,看病速度非常快。我在门诊跟随刘老实习期间，他每天上午要看一百多号病人，有时甚至看一百四五十人，因此刘老常常是左右两手同时号脉，他身边好几个徒弟轮流开方，一个病人就是三到五分钟，不等病人开口，号完脉就开出了方药。很多人就不解，刘老作为一个临床大家，这么快就能看完一个病人？刘老的秘密武器是什么呢？刘老说：我的秘密武器就是四脉辨证。脉象就是人的运动之象，只有活着的人才有脉象的搏动。生命活动的载体就是气血，呼吸和心跳是气血活动的标志，气血维系着生命的变化，活动的变化表现在生命的窗口就是寸口脉。在传统医学中，古人有 28 脉之称，是前人诊脉的经验总结，但在实际应用中，常常是心中了了，指下难明。

四脉定证是刘绍武老先生学习《黄帝内经》《难经》等大量的文献以及民间一些医生的宝贵经验，再通过自己的临床实践，创立的一个整体气血辨证——舍证从脉，一个独特的诊疗方法，是他行医生涯中临床辨证论治的一个伟大创举。刘绍武先生始终认为，脉诊是中医学的宝贵财富，是一项独特的诊断技术，是一门指导辨证施治的艺术，古人的舍证从脉之说，当自有道理。所以老先生就潜心研修几十年，逐步摸索出一套以脉定证的诊疗方法。

这个方法一开始是从胃肠道疾病入手，因为刘绍武先生在初期主要是搞胃肠病。面对大量的胃肠病患者，他就发现，肝阳上亢导致的肝胃不和的患者，脉象一般都有上鱼际脉，后来这种脉象我们称之为溢脉。他发现腹满寒疝、少腹冷痛，下焦虚寒的患者，他们的脉在尺脉以下表现为弦而细，尤其是右手表现得更为明显。刘老一开始将之命名为长弦脉，后来改名为覆脉，和《难经》里的溢、覆相对应。刘老在治疗慢性胃肠病、溃疡病的过程中又发现一种特殊的类型，中医现在叫辨证分型，溃疡病还有一种不同的类型，属于肝气郁结证型。这种证型的患者，往往表现为胸胁苦满，脉象在寸口的部位，以关部脉独大，更有甚者，关部脉如豆状，这种脉象提示气郁，肝气不舒的病理表现，刘老先生将之命名为聚关脉，我们现在简称为聚脉。在溃疡病的整个过程中还有一种特殊类型，这种类型属于脾胃不和、气血两虚，我们一般就使用中医里面一个非常经典的方剂——养血归脾丸。刘老发现，这类溃疡病患者的脉，往往是大小不等、快慢不等、强弱不等，表现为一个非常紊乱的脉象，刘老将之命名为三不等脉，或者用传统的涩脉来命名，今天为了将这个脉象独立出来，我们将之命名为紊脉。

任何疾病，中医都有辨证分型。刘老通过对溃疡病的长期临床观察，将其分为四个类型，并对应四种脉，进行诊断。在 1972 年，刘老在门诊，通过对将近 4000 例患者的临床观察、统计，大量的病人都不能脱离上鱼际脉、聚关脉、长弦脉、三不等脉的变化范畴，有很多病人是这四种脉的相互复合，有的两脉相复合，有的三脉相复合，甚至有的是四种脉象的复合。先生从医疗实践中就悟出了这是病人有这种热则气亢、实则气郁、虚则气乱、寒则气凝的这样一个气机升降出入的规律性变化，在脉象上的一个表现。所以老先生从治疗胃肠道疾病入手，逐渐发现整体气血逆乱是慢性病的一个基本变化，不单单是在胃肠疾病、溃疡病中有。刘老的病人量非常大，在通过门诊大量的临床病例观察以后，在其他慢性病里面也发现，四种脉象、四种病证类型是普遍存在的。

刘老每每倾听患者陈述，观察患者舌质、舌苔，随即凭脉定证，处方治疗，两三分钟治疗一个患者，虽然看起来非常简单，但疗效非常突出。对大多数患者堪称每诊必准，每治必效，这种神速的诊断措施令患者觉得奇怪，也令学者不解，每每总会被问到，刘老总是淡然一笑："四脉定证，如同航海家的指南针，在风平浪静，晴空万里时作用不大，而在波涛昊天，暗无天日之时，才能指明方向。如果学者能够通晓四脉，凭脉处方，三部六病协调整体的基本功就算掌握了。"刘老语重心长的话语，就道出

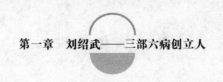

了四脉定证的玄机，引人入胜。他常说："生命的整体性首先表现在气血的统一性，志为气之帅，气为血之帅，血为体之帅，机体的活动是气血活动的集中表现，人体组织的实质，是血管网络和神经网络的集结，按照生理功能组成不同系统，形成不同的性状，体现着不同的功能。在血脉中，气维系着脉道的张力，是生命之气的张力，是生命之力。脉搏，是血流之波激荡的回声。通过脉形、脉位、脉势、脉速的变化可以将生命的活动客观、规范、量化，给诊断做出一个指标。"

每一个人都是自然人，也是社会人，人的心理变化多以喜、怒、忧、思、悲、恐、惊七情表现出来。在日常生活中，有的人为发愤激昂而怒，怒则气上，气上多亢；有的人为担心、恐惧而惊，惊则气下，气下而凝；有的人为奉献耗散而悲，悲则气散，气散则乱，就出现三不等脉；有的人为追求目标而思，思则气结，气结就多郁。刘老通过仔细观察，发现气亢的人群类型，脉多见上鱼际脉；气凝的人群类型，脉多见长弦脉；气郁的人群类型，脉多见聚关脉；气乱的人群类型，脉多见紊脉，这是刘老的四脉对中医的又一大贡献。

他又将这些配合协调疗法，因协调疗法是一个理论性、思维型、原则性的大法，但是在整体不协调，在操作层面如何操作，技术层面如何处置？那么四脉既是一个诊断的指标，也是疗效判断的指标，这样就使我们在临床上能很好地使用、操作协调疗法。

1992年9月底，刘绍武老先生移居海南海口，一直到2004年12月2日逝世。刘绍武老先生一生所创立的三部六病学说，是他长期从事《伤寒论》临床实践和理论研究，逐步总结出来的科学知识结晶，是对创立具有民族形式、民族风格的中医理论体系的勇敢探索，其精神是十分难能可贵的。刘绍武老先生一生治学严谨，实事求是，尊重客观事实，他常教导弟子说："古往今来，学术是人类智慧的结晶，治学当无古今，无中外，无尔

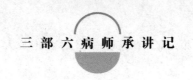
我，以是者为是，非者为非，永远以先进代替落后。"相信在未来三部六病的传承与实践中，协调疗法也必将得到更大的发展和提高，所以欢迎更多的有识之士来实践，并且为我们中医学的发展，面对现代的疾病群、疾病谱，提出更多的治疗方法和措施。

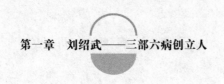

第四讲 学说广传，开宗立派

刘绍武老师之医德高尚，确为我辈之典范，其诊病无论贫富，普同一等，而于贫困无力购药者，多全力周济，可谓普救含灵之苦。1946年，刘绍武老师在太原市济华药庄坐诊的时候，由于疗效卓著，求诊者甚多，集其所得，除资助贫困者外所剩甚微。所以药庄的经理就对刘老说："先生如此理财，入一出一，如遇急需，奈何？请容我为先生理财。"经理就将刘老三天所得的诊金，购买成两大瓮蜂蜜。三个月以后，刘绍武老先生重返甘肃天水时，就用这两大瓮蜂蜜折算成了盘缠。我们从这些地方就能看出老先生高尚的医德是从很早就养成的。

刘绍武老师的医术精湛也是我辈所不及。中华人民共和国成立前，刘老在逃难西安的时候，有一个商号的副经理陪着他的经理来找刘绍武老师看病，看完以后，这个副经理顺便也让刘老给号一下脉，刘老当时号他的脉是细而空虚，时隐时现，重按豁然，刘老即问："胸中有何苦？"他说："没有什么不舒服。"当时他的脉就是古籍里所提到的鬼脉，《难经》里面说："脉病人不病，名曰行尸。"这时刘老就对他说："你先回店里面，我和你的经理还有点事。"等他走了以后，刘老就对这个经理说："副经理的病很危险，应该及早回家。"后来经理就骗这个副经理说："刚好得到你家里的口信，让你早点回家。"给他准备好了返乡的路费，后来副经理在回家的路上，就客死途中了。

还有一次是在 1960 年，太原市发生流行性传染病，当时太原的西山矿务局接收了很多传染病病人，邀请了当时的中医师进行中西医联合会诊。当时，刘绍武老师到病房看了两个危重病人，诊断以后，刘老就对医院医生说："今甲某这个病人危在旦夕，乙某一时没有危险。"结果甲某果然在半夜病情突然加重，抢救无效死亡。当时抢救的医生与会诊的医生就非常不明白，因为在当时的表现是：甲的病情比较轻，乙的病情比较重，结果甲这个病人反而病故了。刘老就说："《伤寒论》记载，按寸不及尺，握手不及足，夫欲视死别生，实为难矣。"今甲某的趺阳脉太细，皆不可得，此为胃气、肾气已绝，故断其危在旦夕之间；而乙某的脉虽然弱，但是趺阳脉与寸口相应，应该当下无妨。

我大学毕业的时候，刘老题了一首诗，赠给弟子以示勉励："一望大海渺无涯，敢驾轻舟探由来，乘风破浪飞也去，方知彼岸有亭台。"刘老的很多徒弟对这首诗都比较熟悉，因为他曾将这首诗赠送给许多弟子作为一种勉励。

刘老一生广收良徒，他是有教无类，因材施教，不存门户之见，乐于金针度人，桃李满天下。刘老不仅是一位现代杰出的中医理论大家、临床大师，同时他还是一位难得的经方教育家。很多朋友都会问，刘老先生一生只上过四年小学，没有办过教育，也没有从事过教育，怎么可以成为教育家呢？但研究刘绍武的生平不难发现，他的一生从未离开过教育。自1930 年创办友仁医社；1940 年在西安创办《国医周刊》；1943 年在天水恢复友仁医社；1958 年在一间小阁楼上为一个人讲"仲景学术观"；再到1971 年在古交 626 卫校为基层医生讲解三部六病；以及后来为西医学习中医班讲授三部六病学说；二十世纪八九十年代，在家里面为中医学院和山西医学院的学子们讲授《伤寒论》、三部六病纲要，等等。从这些地方我们就能看出来，他老人家从来都没有离开过传道授业解惑的人生舞台。可

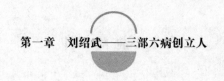

以这样说，老人家的一生就是一个教学相长、看病带徒弟的一生，一直到他生命的尽头，他在海南的时候，仍然有大批的弟子追随在他身边。

众弟子由于年代的跨度太大，成分也十分复杂，他们致力于三部六病的事业，亲临床、搞科研、做学问，对刘老先生的三部六病学说继承中有创新，从不同的角度补充和发展了三部六病学说。在众弟子里面，由于学习背景的不同，对三部六病学说形成了各具特色的研究方向。同为先生弟子，本无派别，但为了便于研究弟子们的成果，本人从他们的学说倾向方面将之分为师带徒的弟子、西医背景的弟子、中医背景的弟子、学院派弟子四个支流。在这里，我仅列举其中具有代表性或者贡献比较突出的弟子。

第一，先谈谈刘老"师带徒的弟子"。这类弟子在跟师前没有医学背景，是传统的师带徒形式的弟子。他们师从刘老后，对三部六病学说和《伤寒杂病论》进行了全面的、完整的、系统的挖掘、整理、继承、应用。其中代表性的人物有：马云亭、徐光棣、胡连玺、李兵林、杨启民、范林生、杜慧芳、刘喜娥等，代表著作有《伤寒一得》等。师承派弟子在临床中多继承刘绍武先生的学术思想和临证经验，在临床中反复锤炼、体会颇深。

在这里我简单做一个介绍。**马云亭**，是刘老早年在经坊煤矿的时候收下的一个弟子，年纪比刘老还大，后来他成为山西长治一带的名医，专攻眼科。**徐光棣**，是刘老在甘肃天水的时候带的一个徒弟，后来成为天水市中医院的首任院长。另外，**李兵林**师兄，是刘老在师带徒中一个很特殊的弟子，他是一个普通的退伍转业工人，后来因为对中医的喜爱，跟随刘老，在20世纪60年代开始学习三部六病，后来逐渐成为一个名副其实的中医。李兵林师兄是第一个在20世纪80年代出来开个体诊所的弟子，非常成功。在个人开诊所期间，在三部六病方药的剂型改革方面做出了特殊

贡献，也为以后三部六病的弟子在开个体诊所、开医院方面摸索出了一条路子。再如**杜慧芳**，她身份比较特殊，是刘老的干女儿。她对继承刘老的学术，在临床的使用也很有体会，退休后在北京的一个社区搞三部六病也是有声有色。**刘喜娥**，是刘老的小女儿，高中毕业后就跟随刘老，师带徒五年。这些都是师带徒形式带出来的弟子。

这样的弟子还有很多很多，他们这一批弟子在跟随刘老学习以前没有医学背景，完全是依靠掌握的三部六病这一套理论进行临床看病。这批弟子中最具有代表性的是**胡连玺**，他现在也被我们尊称为大师兄，是山西省定襄人，1939 年出生，2014 年 12 月 30 日逝世，主任医师，太原市中医研究所三部六病研究室主任。20 世纪 60 年代开始跟随刘老学习三部六病，致力于《伤寒论》的研究。他的代表论文为刘绍武老讲述、他执笔撰写的《试述伤寒"六经"当为"六病"》。这篇文章是三部六病学说的奠基之作，也是首次在中医专业刊物上发表的非常有分量的论文，标志着三部六病学说的一个基本立场——《伤寒论》中的六经应是六病，其三阴三阳是六病辨证而不是现在所谓的六经辨证。这是一篇非常重要的文献，也是三部六病学说的一个基本立场。在专业刊物上公开发表三部六病学说观点，胡连玺师兄堪称第一人。他详尽地论述和解读了《伤寒论》中"经"的含义，认为经与病为本质不同的两种概念，系统严谨地批驳了六经辨证，为三部六病学说树立了旗帜，为在理论上推广普及三部六病学说扫清了障碍，这一点在三部六病学说发展史上具有里程碑的意义。

刘老这一批师带徒弟子，学术特点表现为原汁原味地继承和保留了刘绍武老师关于三部六病的基本思想和临床经验。当然，犹如刀刃的正反面，优点同时也是缺点。优点是原汁原味，缺点自然就是稳健有余，创新不足。随着时代的发展，像这种传统的、纯粹的、师带徒形式的弟子，随着刘老去了海南之后就没有了。这是三部六病一笔宝贵的财富，应该抓紧

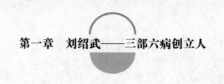

研究和整理。

第二，西学中的弟子。这批弟子的特点是，在学习三部六病以前都有西医学的背景，师从刘老以后将三部六病学说与西医学的理论进行融合，并且加以创新。代表性的人物有徐黎明、郭维峰、刘惠生、宿明良、刘东红、刘剑波等这么一大批西医院校毕业的学生，包括硕士、博士、博士后，现在非常多了。他们代表性的论著有《三部六病》《临床三部六病精义》《伤寒论——三部六病师承记》《仲景学术观》《仲景证治观》等。这批弟子里面学术成果是比较多的，代表性的有刘绍武三部六病电子计算机诊疗系统、芪味糖平胶囊、中医四脉脉诊测量仪等。

徐黎明，少将军医，他是原解放军282医院的院长，北京军区总医院的副院长，为推动三部六病在军队的传播和发展做出了极大的贡献，对三部六病的一些科研研究给予很大的支持，所以在三部六病事业里面，徐将军贡献非常大。第二位代表性的人物是**郭维峰**，大校军医，他是将三部六病学说系统整理并铅印成册的第一人，对三部六病学说的传播起到了关键作用。也就是说，在郭维峰师兄没有整理1979年这个版本的时候，在整个中医圈里很少有人知道刘绍武老先生还有一套很系统的学术思想。这本书印行后，在当年的山西省中医药学会的年会上进行广泛传播，在当时整个山西中医圈里引起了非常大的震动。原来刘绍武先生不仅仅是一个"刘柴胡"和"刘百副"，他还有一套理法方药，非常系统的理论体系。另外一个非常有代表性的人物，**刘惠生**，主任医师，襄垣人，刘老次子，生于1940年，现任山西省三部六病中医研究所的所长，山西省中医药学会三部六病专业委员会的主任委员。他的代表性著作有《异源同流》《医学的解构与重建》《三部六病精义》等。他对三部六病进行了系统的整理，探索了中西医结合的模式（因为他是学西医出身）。1988年，他主持研制了刘绍武三部六病电子计算机诊疗系统，获得了山西省计算机优秀成果一等

奖，山西省科技进步三等奖。1996年，他完成了芪味糖平胶囊的研制工作，获得了国家准字号新药和国家发明专利。在临床实践中，他研制了中药肌复灵，治疗肌肉萎缩也取得了非常好的效果。他倡导的在自然演化系统的指导下，建立融汇中西医学的系统医学，认为三部六病学说是沟通中西医两种医学的桥梁。再介绍一名代表性人物，**宿明良**，河北景县人，1948年出生，主任军医，曾担任北京军区中医三部六病研究所常务副所长，北京军区总医院脉诊室主任。1992年，他主持研制的中医三部六病综合诊疗系统，获得全军科技进步二等奖；1990年，他研制的中医全自动脉象诊疗仪，获得全军科技进步三等奖，并获得国家专利。宿明良师兄是中医脉诊测量仪研发工作的主要成员，他从物理学的角度来探讨四脉的脉理，并亲身参与四脉仪人机对照研究。脉诊仪的出现，使得四脉不再是"心中了了，指下难明"的临床经验，而成为可以客观通用的一个诊断指标，可以用机械进行操作，这也是对中医脉学的一个非常大的贡献了。

在西学中的这批弟子里面，他们的学术特点，我想从这样几个方面做一个总结。首先，他们的著作里有一个重要特点，就是谈到《伤寒论》半表半里的时候，他们用"中部"取代了半表半里的概念。他们从西医学的三胚层学说角度，将三部六病学说半表半里命名为"中部"。当时刘老在世的时候，认为半表半里不是一个独立的部位。之所以叫半表半里，就是跨表三分之一，跨里三分之一，半表半里自己独立的占三分之一。张仲景在《伤寒论》中称"半在里，半在外"，后世医家称为半表半里。这个概念将介于表和里中间的这样一个部位进行了命名和定位。如果将中部取代了半表半里，有人担心：是否会丢失传统的这种半表半里运动的、动态的状态，这样与表里沟通的这种功能就没有了。另外，在传统中医里，"中"是有其特殊的含义的。它容易和传统中医学里"中焦"的概念相混淆，我们在方剂的命名中经常使用"中"的概念来命名，如理中汤、大小建中

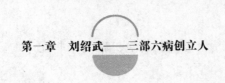

汤、补中益气汤等，因此，这里的"中"包含中焦脾胃的概念。在《灵枢·营卫生会》篇说："中焦……此所受气者，泌糟粕，蒸津液，化其精微，上注于肺脉，乃化而为血，以奉生身。"《难经》说："中焦者，在胃中脘，不上不下，主腐熟水谷。"所以从命名的角度来讲，有人认为用"中"来代表半表半里的称谓，不一定十分妥当，容易造成概念上的混淆。当然，任何观点都有可能仁者见仁、智者见智。对一个方面进行重点阐释，往往会造成对另一个方面的忽略。

第二个问题，西学中派用三部系统的思想来诠释三部六病学说。用系统医学全面阐释三部六病学说，针对三部的概念，把表部定义为与空气接触并与之发生关系；里部是与饮食物接触并与之发生关系；半表半里是与气血接触并与之发生关系，这样来定义三部的概念。这里面又带来一个问题，它与传统医学《伤寒论》的一些概念又不太一致。比如将表部定义为与空气接触并与之发生关系的部位，即皮肤、肺。但是《伤寒论》里的表证不单单是指皮肤和呼吸功能的病证，比如麻黄汤、桂枝汤、葛根汤、麻杏石甘汤，这一类解表的方剂，包括当归四逆汤在内，涉及很广泛的系统，其中非常重要的是机体的运动系统。比如说头痛、身痛、骨节疼痛、腰痛，四肢厥冷——末梢循环障碍，它包括整个躯体，不单单是皮肤和呼吸的概念，这里面为我们进一步中西结合带来困惑。比如将呼吸系统中的肺作为表部，这和中医的传统观念也不太吻合。肺是表和半表半里的中介器官，如果把它当成表部器官，那么很多问题无法解释。

第三个问题，西学中派研究三部六病，著书立说的时候，其中有个很重要的观点——希望用三部作为三个系统，来高度统一人体的病位。很多学习三部六病的人会发现，在他们的书里面写到，将所有的疾病都放在三部框架下进行讨论。比如将上鱼际脉的调神汤列在表部；将涩脉的调心汤列在中部；将聚关脉的调胃汤、长弦脉的调肠汤列在里部，这样分类虽然

条理分明，但有没有可能稍微偏离"整体气血论"呢？也就是，如果上鱼际脉是表部的一个证，表部证是非常局限的，上鱼际脉的调神汤解决的不单单是表部的问题，它是全身的问题；涩脉的调心汤，同样不是解决一个半表半里的问题；聚关脉的调胃汤也不是单单解决胃肠道的问题，它是解决整体问题的。若用三部的框架来讨论所有疾病，会不会给后期学说发展带来瓶颈呢？当然，任何理论都难以照顾全面，都只能突出重点和特色。

第四个问题，是关于对协调疗法的理解。中医传统文化、东方整体观念，是从整体到局部逐渐分化的过程，就是我们常说的"道生一、一生二、二生三、三生万物"，从大往小、从整体向局部的衍化过程。西方现代科学的思维模式是从局部向整体逐渐过渡，不同的局部组成更高级的整体，由组织组成器官，器官组成系统，系统组成整体，是从局部向整体的过程。因此在整体协调上，由于东西方两种理解、两种观念的不同，对协调疗法就会产生不同的影响、不同的理解和解释。东方观念的协调疗法，是由整体向下、整体向局部协调，而不是西方观念的局部向整体协调。东西方观念各有利弊。

第五个问题，在整体和局部的相互关系的问题上，也产生一些分歧。西学中派将三部六病作为整体辨证，将四脉辨证作为局部辨证，有人提出不同意见：这就类似《伤寒杂病论》，一个体系是《伤寒论》三阴三阳辨证体系，一个是《金匮要略》局部辨病的体系，这两个体系是不相融的，仲景的学术观就成为两个体系。如果三部六病也将三阴三阳辨证作为整体辨证体系，四脉辨证作为局部辨证体系，也会形成这样一个格局。

第三，中医背景的弟子。刘老的弟子里，第三部分就是有中医学背景的弟子，这些弟子在学习三部六病之前，本身就是传统中医，就有中医学的背景。他们多年亲身从事中医临床工作，在学习的过程中机缘巧合认识了三部六病。接触了三部六病以后，就拜刘老为师，之后这部分人由于有

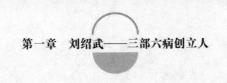

传统的中医知识作为背景，因此学习三部六病的时候就会将以前传统中医中一些有益的元素，整合到三部六病里面。这部分弟子里的代表人物有冯舟、闫云科、臧东来、康守义以及武德卿等，这批弟子也比较多了，他们代表性的著作《临证实验录》《经方躬行录》《中医三部六病翼——试习伤寒论》等。

冯舟老先生早年是李翰卿的弟子，他在20世纪50年代就号称山西中医界的"八大金刚"之一了。刘绍武老师在1962年讲述《仲景学术观》，由李志魁整理，在那个时候，冯舟每天传阅李志魁的笔记，然后将这些笔记转给李翰卿老先生。后来冯舟就转学三部六病，跟随了刘老，他的年龄跟刘老相差不是很大，不到10岁。他一直追随刘老到晚年，刘老晚年南下海南的时候，他也跟随刘老到海南，最后在广东中山待了多年。他在学习三部六病之前，本身就是一个非常好的中医，而且善于针灸，也会气功，因此他就把针灸、气功这些元素加到三部六病的临床工作中，提高了疗效，扩大了理论的范畴。

第二个是**闫云科**师兄，他早年是李翰卿老先生儿子李映淮的弟子，后来跟刘老学习三部六病。因为早年对《伤寒论》研究的基本功非常扎实，所以在纠偏疗法这一方面做得非常好，对《伤寒论》的研究非常到位，他将李翰卿和李映淮的经验完全继承下来了。他早年出版了两本临床经验汇编——《临证实验录》和《经方躬行录》，这两本书是他经验的总结，很多临床医生都非常喜欢。

榆次的**臧东来**师兄，河北冀州人，他早年随舅父学习中医，从20世纪60年代开始自修中医，主要学习《伤寒论》。臧东来师兄是一个转业军人，在部队工作了许多年，最后转业到地方，到地方以后成为某企业的总经理。因为他本身就有家传的中医功底，所以一直没有放弃中医。他在70年代曾经研究过胡希恕老先生"六经八纲辨证"，并将其总结为"九纲辨

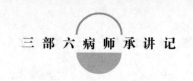

证"，就是说阴、阳、表、里、寒、热、虚、实加半表半里。所以他对这方面的理论在 70 年代就非常熟悉，并且把种方证研究应用于临床。1987年他开始拜师刘绍武老先生，开始学习三部六病。他依据疾病的发病时间来划分六病，提出"六病欲解时"应该是六病的发病时辰。他的代表论文是《试论六病时位是伤寒论的证治程序》，提出了三阴三阳六时的概念。臧东来临床上善于使用李东垣的《脾胃论》来治疗疾病，是三部六病学派里面注重三阴病的一个临床医家，喜欢使用桂枝汤、真武汤、附子汤、四逆汤来治疗多种发热病，出神入化，对《伤寒论》的理论研究造诣非常深，对三部六病在榆次地区的发展功不可没。

刘老在研究《伤寒论》时，是以病位、病性来划分六病的，在解读条文的时候，比如太阳病就是表部的表阳证，表热实证，这和胡希恕老先生的基本思想是一致的。但是有一个问题，就是刘老研究《伤寒论》的原则是立纲、归类、正误、补缺，他要对很多条文进行修改，这样就造成一些伤寒研究人员的反感，认为是在修改圣人张仲景的文字，好多经方学家就提出一些批评。我们在共同研究《伤寒论》条文的过程中，就会发现这样一个问题，在解读条文时如果更改条文病名，易给人以篡改原文之感，而以六时确定六病的规律，就避免了对条文的过多更改，使研习《伤寒论》更清晰、流畅。

在榆次地区还有一个师兄**康守义**，康守义师兄是在臧东来师兄影响之下开始学习三部六病的，虽然学习得比较晚，但是成绩突出。他写了一本书，名叫《中医三部六病翼——试习伤寒论》，针对三部六病的三部和气血的关系，提出了急性六病和慢性六病的概念，并将慢性六病的协调方做了一些修订，有柴胡协调方和桂枝协调方两套协调体系。这样在临床中就解决了一部分没有柴胡证的病人的问题。病人体质比较弱，偏虚寒，这类病人使用柴胡剂时带来的见效慢、疗程长等问题，使用偏于温补的桂枝汤

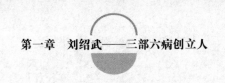

以后，疗效提高，疗程缩短。臧东来师兄非常重视腹诊，在臧东来师兄的影响下，康守义师兄提出了使用桂枝汤的腹诊指征——腹主动脉亢进，腹悸动，气上冲。康守义师兄很重要的一个贡献，就是将腹诊思路引入三部六病体系，并成为使用协调疗法的一个主要参考指标。现在在榆次，在**武德卿**师姐的推动下，他们努力在做大量的推广和普及工作。

在以前的讲座里面我也提过，关于协调疗法，柴胡剂和桂枝剂之间不是平行的关系，而是上下的关系，一个调气，一个调血。另外，桂枝剂偏温补，不属于协调疗法的范畴。第二个，将六病分成急性六病、慢性六病也需要斟酌：实际上，慢性病是属于整体病和局部病范畴，是不能纳入三部的体系。如果将其纳入三部的体系，就形成三部的急性六病、三部的慢性六病，更何况急性病也不是六个病，慢性病也不是六个病。急性病也有协调疗法，慢性病同样有纠偏疗法。

第四，学院派弟子。在刘老的弟子里面，还有一个派别——学院派弟子。学院派弟子都经过了科班教育，经过专科、本科、研究生、博士、博士后一系列系统教育。这些人对正统教科书里面某些东西有些异议，具有批判精神和创新意识。这些学子和临床工作者，在学习过程中有幸接触三部六病，跟随刘绍武先生进行临床学习与实践。他们这些人思路比较开阔，对中西医思维能够兼收并蓄，代表人物有刘惠智、苏庆民、贾民、石西康、赵卫星、丁永斌、郭石宏、白玉金、郭秀萍等，也包括我本人。在20世纪80年代，山西中医学院一大批学生参加了三部六病科研小组，并长期从事三部六病的研究。他们的代表性著作有《三部六病医学流派丛书》《刘绍武讲评〈伤寒杂病论〉》《刘绍武三部六病传讲录》《三部六病薪传录》《三部六病普及教程》《三部六病初级教程》《三部六病中级教程》《三部六病高级教程》等。

这里面一个代表性的人物——苏庆民教授，我想多介绍一下。**苏庆**

民，男，山东人，1961 年出生。苏庆民博士曾经是国家中医药管理局法规处的专家组成员，是中医药法立法起草组的成员，现任中国中医科学院中医药发展研究中心的副主任。2000 年，我在中国中医科学院进修学习期间认识了苏庆民教授，我送给他一本三部六病的内部资料，他非常感兴趣并高度重视，我们两个一起两次南下海南拜见刘老。从此他就与三部六病结缘，广泛召集三部六病弟子齐聚北京，来中国中医科学院共商发展大计，使三部六病进入最高等研究学府，为三部六病下一步发展搭建了一个更高的平台。他的代表著作是《三部六病医学流派丛书》。

下面我想谈谈我本人的一些情况。我是从 1984 年开始接触三部六病，发表的论著有《刘绍武讲评〈伤寒杂病论〉》《传染病中西医诊疗技术（农村版）》《传染病中西医诊疗规范（社区版）》《刘绍武三部六病传讲录》《三部六病薪传录》及三部六病系列教程，参编了《山西省著名中医经验选萃》《中国现代百名中医临床家丛书·刘绍武》《中医治未病常识》等。在国内外专业刊物上发表论文四十余篇，代表作有《刘绍武先生及其学说思想简介》《〈伤寒论〉的三部定位和六病辨证》《〈伤寒论〉三阴三阳时位辨证》《古天文历法是中医基础理论的思辨框架》《糖尿病的辨证论治思路》《刘绍武老师治疗肿瘤病的经验介绍》《伤寒论对胃肠病证的辨证论治》《一分为三与三阴三阳在中医基础理论中的重要地位》《伤寒论的系统解剖思想——三部六位体用观》《痹症的诊疗思路初探》等。

我个人在研究三部六病的过程中，对三部六病理论的学术渊源向前推进了一步，因为刘老当时在讲三部六病的时候，对这一块儿谈得比较少。后来在向刘老学习求教的过程中，刘老将理论渊源向前推，推到《周易》，推到《黄帝内经》。一般人在谈到三部六病的时候，认为三部六病否定《黄帝内经》，这个概念是错误的。刘老并不是否定《黄帝内经》，否定的是《伤寒论》三阴三阳与《黄帝内经》三阴三阳六经概念是一致的观

点，但是两者的渊源关系是有的。我的基本思路是：中医学的基本理论是建立在古天文历法基础上的思辨框架，一分为三研究的是事物的空间结构和时间秩序；一分为二研究的是事物的属性；三阴三阳是一分为二与一分为三的有机结合，是时、位、性三位一体的表现。张仲景的三阴三阳，六病分篇，作为《伤寒论》的辨证纲领，是病时、病位、病性的完美统一。

关于三部六病的半表半里问题，我与榆次的师兄们讨论以后，将其称为枢。因为半表半里也不是张仲景的概念，是成无己的概念，成无己的概念与三部六病的半表半里又不太一样，概念上易造成混淆，所以干脆命名为"枢"。那么"枢"在《黄帝内经》中是能找到根源的，就是"游部"。少阴为二阴之枢，少阳为二阳之枢，枢部就是动态的、相互联系的。因此枢部的提出，在概念上、理论上是重大的推进，这样就避免了很多和传统中医概念上的争论不清。

另外，在三部六病体系的研究过程中，我在跟刘老学习期间，就跟刘老深入探讨过这些问题——三部六病的四脉辨证、局部病怎么和三部六病统一？刘老经常说："疾病病位再广，病位不越三部，病性虽然复杂，不越六病，三部六病是对疾病发展规律的高度概括。"例如，在临床中号了一个上鱼际脉，开了调神汤，那么将这个病归到三部的哪个部呢？归到表部不行，里部不行，半表半里也不行。当时我就和刘老探讨，三部六病需要重新给它一个命名，就是"三部六病"四个字不仅要包括《伤寒论》，还要包括其他一些临床经验和理论体系。后来在刘老晚年，我又与他一起提出了三部六病纲要，即整体气血论、三部六病说、局部结构观，三位一体的理论体系。三部六病是从《伤寒论》三阴三阳发展而来的理论体系，本身就有一个先天缺陷，三阴三阳不能包括杂病的内容，因此《伤寒杂病论》最后分成《伤寒论》和《金匮要略》两部分，这也是它的一个原因。同样，三部六病里面的辨证论治体系也包括不了局部病，包括不了整体气

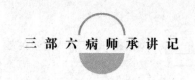

血辨证，那么必须从理论层面解决这个理论体系的问题。所以在十几年以前，我曾经想用"易医论"的构思来解决这个问题，但是不太成熟，需要进一步的探讨研究。

刘老既是一个临床大家，也是一个教育家。他一生都在传播他的学术，三部六病弟子年龄跨度非常大，背景非常复杂。因此我从学说的角度将之分为四大类，不一定分得准确，但能够简单梳理一下，对于刚刚接触三部六病的人来讲，不会造成混乱。避免因为三部六病内部不同的人、不同的书籍，讲的东西不完全一样，而给后学者带来很多困惑。使更多学习三部六病的同仁，在看到不同背景的资料的时候，心里面有个数——刘老的弟子很多，对三部六病的理解各有不同，不同的弟子由于知识结构和历史条件的限制，对于三部六病的理解，每个人又有所不同，这是今天我想要表达的思想。

在三部六病未来的研究方面，现在刘老的再传弟子如雨后春笋，开疆辟土，遍布全国各地。我相信在未来三部六病学派的大军里面，仍然会以西学中和学院派两大类人群为主。第一类师带徒人群已经没有了。再一个群体就是以前是传统的中医，没有接触过科班教育，后来接触三部六病，这部分人也越来越少了。因此，我相信不久的未来，西学中与中医院校毕业的弟子，这两大人群将成为三部六病传承的生力军。

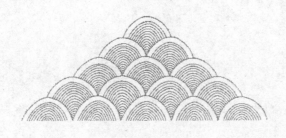

第二章
系统辨证

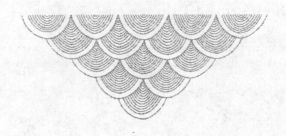

第一讲 理论体系的学术渊源和三部的划分

三部六病学说是首批全国名老中医、山西省四大名医之一刘绍武先生在毕生研习中医经典《黄帝内经》《伤寒论》的基础上，结合现代自然科学知识和唯物辩证法，通过大量的临床实践反复验证后总结出来的理法方药完备的全新中医学体系。刘绍武老先生 1907 年 4 月 3 日生于山西省襄垣县十字道村，2004 年 12 月 2 日逝于海南省海口市，享年 98 岁。先生生前是山西省太原市中医研究所主任医师、研究员，是我国近现代著名的经方大家。其自幼酷嗜史学，稍长，始自学中医。1924 年，先生悬壶于乡梓，由于屡起沉疴，遂名声大振。1930 年，先生在长治市创办友仁医院，着手中药煎剂改革的研究，并附设友仁医社，为当地培养名医多人，后移壶于西安、天水等地。1944 年，先生参加国家考试院在西安的考试，以优异成绩取得中医师证书。中华人民共和国成立后，先生任太原市中医研究所主任医师，并被选为太原市人民代表大会常务委员会委员，太原市政协常务委员会委员，山西省中华医学会理事，山西省药品评审委员会委员。1990 年，先生被人事部、卫生部、国家中医药管理局评为首批全国 500 名老中医之一。 刘老经验丰富，尤对《伤寒论》有深入的研究，1945 年前著有《仲景学术观》《仲景证治观》《仲景药能观》等；1971 年以后，根据《伤寒论》之辨证思想，创立三部六病学说。

本人上学期间就追随刘老先生及其三部六病学说，现在已经 30 余年。

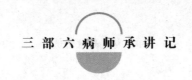

2010年，我将刘绍武的学术思想及临床经验汇编成《刘绍武讲评〈伤寒杂病论〉》，由中国中医药出版社出版；《刘绍武三部六病传讲录》，于2011年由科学出版社出版；2013—2015年，将刘老先生的弟子和学生们学习、应用、研究三部六病学说的论文汇编成《三部六病薪传录1》《三部六病薪传录2》，由人民军医出版社出版。近年来，随着三部六病学说的深入研究和广泛传播，学习和应用三部六病学说的人越来越多，形成了跨行业、跨地域、跨中西医的蔚为壮观的学术流派。下面我首先谈一下三部六病辨证论治体系的学术渊源。

一、三部六病辨证论治理论体系的学术渊源

三部六病辨证论治理论体系是以《伤寒论》为基础建立起来的，《伤寒论》的哲学思想源于《周易》"一分为二"和"一分为三"的思想。《伤寒论》受《黄帝内经》影响也很深，但并没有借鉴其经络思想，而是取法于《素问·阴阳离合论》中"开阖枢"的思想。

《周易》"一分为二"的阴阳属性论，是《伤寒论》辨证分型的总纲。一分为二、阴阳对立统一的法则是宇宙间的普遍法则，《伤寒论》将这种阴阳属性论引入辨证论治的全过程，同时将抽象的哲学阴阳变为具体的医学阴阳。

《周易》"一分为三"的三极结构论，是《伤寒论》辨证定位的基础。三极上、中、下，三才天、地、人，三极和三才是《周易》结构层次的宇宙观。结构是功能之本，无结构也就无功能，离开了三极结构，阴阳将无所依托，不复存在。《伤寒论》将三极思想引入辨证论治后，即形成了"三部"的概念。

《周易》的"三极六爻"思想，是《伤寒论》"三部六病"的渊源。六

爻是卦的基本单位，是结构和功能的高度统一。《伤寒论》将"三极六爻"思想引入辨证后，就形成了"三部六病"的辨证方法。三部为表部、里部、枢部（亦称半表半里部）；六病为太阳病、少阳病、阳明病、太阴病、少阴病、厥阴病。三部之中发生病变，兼三部而两之，故成六病。

《黄帝内经》中的"三阴三阳"有多种含义，大家较为熟悉的是其作为经络命名时的含义。经络之阴阳由络属脏腑及循行部位所决定，在表在外者属阳，在里在内者属阴。十二经络发生病变后临床表现多为线型分布，或反应于所络属的脏腑。

《伤寒论》六病的命名与《黄帝内经》十二经脉不属于同一个概念范畴。六病取法于《素问·阴阳离合论》"三阳之离合也，太阳为开，阳明为阖，少阳为枢……三阴之离合也，太阴为开，厥阴为阖，少阴为枢"的阴阳论述。所以，表阳为开，表阴为阖，里阳为阖，里阴为开，一开一阖，对立互根；半表半里居中为枢。三部阴阳开阖失常，就会出现六病。三部是对机体结构层次的划分，六病是三部之中所发生的病理性反应。六病的阴阳是用以说明疾病的时间、空间、属性。

二、三部的结构划分

人体结构虽然复杂，但均可以抽象为暴露于自然界的表部，包裹在内的里部和介于两者之间的枢部（亦称半表半里部）。在人体这个圆筒结构内，装填着担负人体生命活动的各个系统、器官和组织。

1. 表部

人体中与外界相接触的部分和支撑机体的躯壳框架为表部。表部以肺脏为主导，在动物进化过程中，肺脏逐渐取代了皮肤呼吸的功能，肺与皮毛关系密切，功能相连。因此，皮肤、运动系统、呼吸系统、生殖系统、

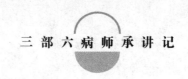

外周神经等属于表部范畴。表部的功能是适应环境，并与之发生密切关系，以完成呼吸、运动、体温调节和与外界的信息互换。

2. 里部

人体中和饮食物相接触的部分为里部。在人体，上自口腔，下至肛门，以平滑肌组织为主形成了一条粗细不匀、弯曲缠绕的管道，构成了有机的里部系统。这其中，胃承担着"主受纳"的功能，在饮食物的传输方面起主导作用。《伤寒论》中用"胃家"代表胃、小肠、大肠等腑系统。小肠承担着"主运化"的功能，将经过胃初步腐熟的食糜充分消化、吸收，使水谷精微进入体内。因此，里部的功能是适应饮食，完成水谷的摄取、消化、吸收、排泄。

3. 枢部

人体中通过大血管与心脏相连的部分为枢部。枢部以心为主导，表部吸入的清气和里部吸收的水谷精微灌注于心，合化为赤而变成新鲜血液。血液在心脏的推动下，环周不休，营养周身，人体中任何一处都要受血液的灌注才能发挥正常的生理功能。血液无处不到，是各种功能活动的物质基础。

三、三部的功能

三部的核心就是解剖结构。人体如果离开了机体的组织器官解剖结构，它的功能就无所依处了，离开了结构的功能是不存在的。因此，结构和功能是统一的。

在中医经典古籍里，三部的划分是非常模糊的。《伤寒论》里仅仅在病理的角度提到表证、里证、半表半里证的概念，对三部没有一个明确的生理上的划分。刘绍武老先生对三部在生理上明确的划分是对中医学非常

重要的贡献。

三部的划分以人体解剖结构作为支撑。人体解剖有脏系统、腑系统、躯壳系统，这是一个客观事实。同时，这种一分为三的系统划分与传统文化"道生一，一生二，二生三，三生万物"的基本宇宙演化规律也是相吻合的，这种规律在人体也同样适用。胚胎发育也是一分为三的，一个受精卵不断分化增殖形成内胚层和外胚层，两个胚层继续分化，形成中胚层。这种三胚层结构再不断分化形成人体组织器官、四肢百骸，通过十月怀胎，成为一个人体。三部系统，既不同于五脏分法——木、火、土、金、水对应肝、心、脾、肺、肾五大系统的划分，也不同于西医学人体九大系统——运动系统、消化系统、呼吸系统、循环系统、泌尿系统、生殖系统、神经系统、内分泌系统、免疫系统的划分。三部的划分既符合传统文化"道生一，一生二，二生三，三生万物"的"一分为三"的思想，也符合《伤寒论》表、里、半表半里的思想。

1. 表部

表部在整体中，不但在结构上而且在功能上都有独特性。这种特殊性就是和大自然的空气发生密切关系。以空气的呼出吸入作为生理活动的条件，又以空气中的病邪作为致病因素。表部的生理、病理变化，一切都围绕着空气展开，这就是表部不同于其他部的特殊点。表部的功能，肺起到主导功能。

（1）肺与皮毛相表里　在机体，把接触空气的地方都称作表部的面积。体表和皮毛与外界接触的面积为 $2.5 \sim 3.5m^2$，而肺由 4 亿左右个肺泡组成，与空气接触面积为 $60 \sim 100m^2$，是皮毛的 $30 \sim 40$ 倍。中医学认为"肺与皮毛相表里"，而且肺占主导。许多低等动物无肺，只能靠体表与外界进行体温对流和气体交换。由此可见，肺与皮毛关系密切，功能相连。在人体，肺与皮毛之间的主导作用，以肺为主。如《素问·六节藏象论》

说："肺者，气之本……其华在毛，其充在皮。"《素问·五脏生成》也说："诸气者，皆属肺……肺之合皮也，其荣毛也。"而在《素问·咳论》《素问·痿论》中也认为"肺主身之皮毛""皮毛者，肺之合也"。《灵枢·本脏》说："肺合大肠……皮其应。"以上《黄帝内经》中的记载有几个主要的字，即本、属、合、主、应，本是根本，属是系属，合是联合，主是主导，应是感应。通过这些字，可以具体地描绘出肺与皮毛的关系。

（2）皮毛与腠理的关系　《灵枢·决气》说："上焦开发，宣五谷味，熏肤、充身、泽毛，若雾露之溉，是谓气。"《素问·皮部论》说："是故百病之始生也，必先于皮毛，邪中之则腠理开，开则入客于络脉。"从以上论述可以看出，皮毛是表部抗御外邪的第一道防线，腠理是皮毛之下，表部抗御外邪的第二道防线，包括真皮及皮下组织，其中汗腺、皮脂腺、血管、淋巴管、关节腔、神经和肌肉，在分泌、吸收、排泄、代谢、感觉、免疫、反射、保护、调节体温和运动等方面至关重要。

2. 里部

凡是和饮食物接触的部分都属里部的范畴。在人体，上自口腔，下至肛门，由平滑肌组织构成一条粗细不匀、弯曲不等的空腔器官，构成了一个完整体系，其特点是适应饮食，完成饮食物的摄取、消化、吸收、排泄。

（1）胃与六腑的关系　《素问·五脏别论》说："夫胃、大肠、小肠、三焦、膀胱，此五者……故泻而不藏，此受五脏浊气，名曰传化之腑，此不能久留，输泄者也……六腑者，传化物而不藏，故实而不能满也。"《素问·六节藏象论》也说："脾、胃、大肠、小肠、三焦、膀胱者，仓廪之本，营之居也，名曰器。能化糟粕，转味而入出者也。"《素问·灵兰秘典论》也说："脾胃者，仓廪之官，五味出焉。大肠者，传导之官，变化出焉。小肠者，受盛之官，化物出焉。"饮食物在里部的腐熟、消化过程是

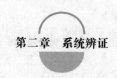

由食道入胃，经过胃的初步受纳腐熟，将食糜送入小肠，再经过小肠的吸收，贮存于肝而供给机体利用。在里部系统中，胃在传输上起主导作用。因此，《素问·五脏别论》说："胃者，水谷之海，六腑之大源也。"

（2）六腑与水液代谢　《灵枢·本脏》说："六腑者，所以化水谷而行津液者也。"《素问·太阴阳明论》也说："脾与胃以膜相连耳，而能为之行其津液……"在里部，结肠可吸收进入人体内的80%的水。所谓水湿的概念，就是水液代谢障碍，停留在机体某一部位而不能被支配的水分。水湿在里部积聚，上逆则呕，下行则泻。水湿在表部积聚，轻则感觉体重乏力，重则水肿出现。水湿在枢部积聚，则出现动悸不安，小便不利，口中不仁。

（3）"脾主运化"和胰与小肠在里部的功能　胰脏是里部第二大消化腺，由外分泌部和内分泌部组成。内分泌部主要分泌胰岛素、胰高血糖素等，外分泌部分泌胰液。这些分泌液在消化和代谢中起着十分重要的作用。脾主运化主要指胃肠道的消化和吸收功能。

3. 枢部

凡是和气血接触并发生关系的部分都属于枢部的范畴。枢部是以心脏为主导，由和大血管相联系的内脏共同构成。由表部吸收进去的氧和里部吸收的水谷精微合化而为血液，循环不已，营养周身。《素问·五脏生成》说："肝受血而能视，足受血而能步，掌受血而能握，指受血而能摄。"《灵枢·本脏》也说："人之血气精神者，所以奉生而周于性命者也。"这说明气血无处不到，是各种机能活动的物质基础。因此，有身有多大，枢有多大之说，枢部横跨表里二部，枢部又叫半表半里部。

（1）心脏的主导作用　在枢部，血液的作用固然很大，但起主导作用的还是心脏。《灵枢·师传》说："五脏六腑，心为之主。"而《灵枢·口问》也说："心者，五脏六腑之主也……心动则五脏六腑皆摇。"《素问·灵

兰秘典论》更突出了心的主导作用，其说："心者，君主之官，神明出焉。"血液在心脏作用下，环周不休，灌注四肢百骸、五脏六腑，心脏一旦停跳，血液则失去其作用。

（2）血液的营养、保卫功能　古人认为，血液的营养和保卫功能分别由营和卫来完成。《灵枢·营卫生会》说："人受气于谷，谷入于胃，以传于肺，五脏六腑皆以受气，其清者为营，浊者为卫，营在脉中，卫在脉外，营周不休。"从以上论述中可以看出，营有营养滋润之意，是通过血液供给机体各组织器官的营养物质。卫有保卫功能，即免疫力，对侵入体内的病原微生物及其代谢产物具有吞噬作用。

（3）肝脏的调节、代谢功能　《素问·痹论》说："营者，水谷之精气也，和调于五脏，洒陈于六腑。"机体内各种有机物，如酶、激素、微量元素、维生素等都是维持生命不可缺少的物质，这么多复杂的物质如果没有肝脏的和调功能，是达不到动态平衡的。在机体的生命过程中，细胞在不停地进行着各种代谢活动，体内会有很多代谢产物不断地排出。洒陈六腑，洒就是均匀一致的向外喷洒，陈就是体内无用的代谢产物，通过洒陈的功能由六腑排出体外。

（4）气血的载体　血液的载体是血管，气的载体是神经，即所谓血脉、经气。机体的整体性通过气血的循行来完成，气血的功能通过载体来表现。气为血之帅，血为气之母，气血异名同类。

四、三部之间的相互联系

1. 表部与枢部的关系

肺为表部和枢部的中介器官，一半在表，一半在枢，在肺泡形成"血气屏障"，完成气体交换。

2. 里部与枢部的关系

肝为里部和枢部的中介器官，一半在表，一半在枢，在肝血窦形成"血食屏障"，完成饮食物的转换。

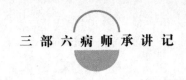
第二讲　表部病的辨证论治

　　在开始谈具体的脉、证、方之前，我们先谈几个概念。根据矛盾的对立统一法则，各种致病因素作用于机体，可能发生对立性的反应，也可能发生统一性的反应。当发生矛盾对立性的反应时，机体会出现阳性或者阴性的两种变化，三部就会表现出六类不同的证候群，我们将之称为六病，即表阳病、里阳病、表阴病、里阴病、枢阳病、枢阴病。当机体发生统一性的反应时，机体病变所在部位会出现非寒、非热、非虚、非实的这样一种证候群，我们将之称为部证。表部出现的叫表部证，里部出现的叫里部证，枢部出现的叫枢部证。六病对应六种证候群，每一种证候群都有独特的证候，将之称为**纲领证**，在《伤寒论》中称为主证。纲领证中的某一特定证候是疾病主要矛盾的暴露，对诊断起决定性作用，故将这个证候称为**核心证**。在纲领证之外，往往还有许多其他的证候，将之称为一般证候。诸多证候中，核心证是主导，我们将之称为必要条件，即如果没有这个必要条件，这个病的诊断就不能成立。纲领证是疾病诸多证候中的重要代表，是伴随核心证而存在的，我们将之称为充分条件，即如果有这样的证候群存在，我们就有充分的理由来做诊断。因此，临床辨证中只要有核心证存在，我们就将它视为必要条件。如果没有核心证存在，就不能确诊。若纲领证同时存在，这个辨证诊断就具有了充分条件。

　　三部六病针对疾病发生发展的规律和病症的表现形式，提出了两大治

疗方法，即**两大疗法**。其一，当机体出现对抗性的疾病应变态势，表现出大寒、大热、大虚、大实的情况，我们就采取对抗的方法，即寒者热之，热者寒之，虚则补之，实则泄之，我们将这种方法称为**纠偏疗法**；其二，当机体出现非对抗性的疾病应变态势，表现出非寒、非热、非虚、非实这种阴阳错杂、寒热虚实分不清的情况，我们就采取非对抗性的方法，平和阴阳、调畅气血、协调机体，我们将这种方法叫作**协调疗法**。

一、表阳病

当表部发生病变，表现出阳性反应，以热和实为主要表现形式，就称为表阳病。在三部六病中，表阳病的核心证是头项强痛；伴随核心证的纲领证是头项强痛，发热恶寒，脉浮，或咳或喘；表阳病的诊断部位是头部；治疗原则是辛凉解表；方剂是葛根麻黄汤，即《伤寒论》中麻杏石甘汤加葛根（葛根 30g、麻黄 10g、杏仁 15g、石膏 30g、甘草 10g）。

表阳病核心证与纲领证的确立，是依据《伤寒论》条文列出的。依据《伤寒论》第 1 条"太阳之为病，脉浮，头项强痛而恶寒"，将头项强痛作为表阳病的核心证。依据《伤寒论》第 7 条"病有发热恶寒者，发于阳也，无汗恶寒者，发于阴也"，阳病应该有发热，故补充表阳病的发热特点，即发热恶寒。依据《伤寒论》第 31 条"太阳病，项背强几几，无汗恶风，葛根汤主之"，故将无汗作为一个主证加入。表阳病是表部的热证和实证，故脉以浮，应在表。另外，根据"肺与皮毛相表里，温邪上受首先犯肺"，表阳病一般会伴随呼吸道的症状，即或咳或喘。因此，我们将咳喘作为表阳病的一个或见症状，而不是一个必见症状。表阳病的诊断部位在头，中医学认为"头为诸阳之会"，邪气侵袭肌表首先表现在头部，故表阳病诊断部位是头项。

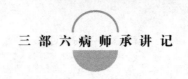

　　许多医家将《伤寒论》中的太阳病称为表证、表阳证，但是治疗的方法与方证一般多使用太阳伤寒的麻黄汤、太阳中风的桂枝汤、风寒两中的大青龙汤，用麻黄汤、桂枝汤、大青龙汤等作为治疗太阳病的主方。三部六病对太阳病进行了一个界定，即太阳病就是表阳病。表阳病，属于表证，属于表热证、表实证。表热证、表实证的治疗原则应该是辛凉解表，即热者寒之，实则泄之。表阳病就不能使用辛温解表发汗的方法。麻黄汤与桂枝汤属于辛温之剂，不能用热性的方来治疗热性的病。王叔和曾经说："桂枝下咽，阳盛则毙。"桂枝汤治疗的是表虚寒证，麻黄汤治疗的是表寒实证。实证属于表阳，但表寒属于表阴证，故麻黄汤也不能作为太阳病的主方。如果用辛温解表，我们称之为"火上浇油""抱薪救火"。

　　那么根据之前的定义，表阳病属于表热、表实，相应的治疗方法应当是辛凉解表，即发汗解表、辛凉解表的方法。在《伤寒论》中，我们找到的辛凉解表剂是麻黄杏仁石膏甘草汤，也就是麻杏石甘汤，就是一个辛凉解表剂。但是麻杏石甘汤不能解决表证中"头项强痛"的症状，故三部六病将《伤寒论》葛根汤中的葛根纳入主方，因为葛根汤中的葛根主治"项背强几几"，这样就形成了葛根加麻杏石甘汤，简称葛根麻黄汤。刘绍武先生在1973年将它作为表阳病的主方，在临床上使用，临床疗效肯定，治疗面非常广，从此三部六病将葛根加麻杏石甘汤重新命名，叫作葛根麻黄汤。

　　葛根麻黄汤中，葛根是主药，麻黄是副主药。主药的选择不是人为的选择，而是根据疗效高、治疗面广、安全性高三个原则来选定的。表阳病是一个表热证、表实证，需要辛凉解表的药。那么根据辛凉解表、针锋相对的原则，就选择了葛根这味药，它既能发汗，又能解表，还能止痛，是发汗解表、辛凉解表非常理想的药物。以麻黄来发汗解表，配合葛根。麻黄辛温，麻杏石甘汤里的石膏能制约麻黄的温性，使其发汗与止咳平喘的

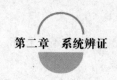

作用达到充分的发挥，同时使整个方剂保持辛凉解表的属性。葛根麻黄汤有葛根、麻黄、杏仁、石膏、甘草，这几味药是来共同解决表部的热证与表部的实证，宣肺理气，宣泄肺中之热。这个方子在临床中使用非常广泛，我们只要辨证是表证，是表热证、表实证，同时主证表现为"头项强痛，发热恶寒，无汗，脉浮，或者咳喘"这样一个证候群的时候，我们就使用葛根麻黄汤作为主方来治疗，疗效肯定，治疗面广，安全性高。

在这里，我们应该将桂枝汤与麻黄汤做一个鉴别：桂枝汤证是一个表证，这个毫无疑问，但它是一个表虚寒证，不属于表阳病；麻黄汤证属于表寒实证，表寒证属于表阴的范畴，故麻黄汤证也不是一个典型的表阳证。类似这样的合证、兼证我们会在以后提到。

表阳病需要强调两点：①在表阳病的一组证候群中，头项强痛说明表阳病病位在头。②关于表阳病"发热恶寒"的这个症状，此症状是表阳证的一个典型症状，即发热和怕冷是齐作齐休，同时出现的。但是发热的症状是他觉症状，恶寒怕冷的症状是自觉症状，也就是病人感觉怕冷，但是大夫用手去触摸病人的头部或全身的时候，是灼热烫手、体温升高的。在古代没有体温表，就不知道体温多高，但是大夫用手在触摸病人身体的时候，病人的身体是滚烫的。这个是发热恶寒，齐作齐休，同时并见，一个是自觉症状，一个是他觉症状，需要非常明确。

二、表阴病

表证里面还有一类证候群，就是一种抑制性反应、阴性反应、虚寒性反应，我们称之为表阴病。在它表现出来的证候群中，手足逆冷就是表阴病的核心证，即是诊断表阴病的一个必要条件。那么伴随这个必要条件，它有一系列的证候群——"手足逆冷，脉细，肢节疼痛"。这就是表

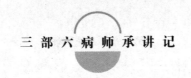

阴病的纲领证，也是充分条件，即有手足逆冷，又出现脉细、肢节痹痛的时候，我们就称之为表阴病。表阴病的诊断部位是四末手足，我们也经常说厥阴诊手诊足；治疗原则是温通血脉；治疗方剂选用《伤寒论》中的当归四逆汤。当归四逆汤作为治疗厥阴病表虚寒证的主方，重新命名为当归桂枝汤（当归 30g，桂枝 15g，白芍 15g，甘草 15g，细辛 10g，通草 10g，大枣 10 枚）。当归是表阴病的主药，桂枝是表阴病的副主药，当归补表虚，桂枝温通表寒，细辛、通草辅佐当归、桂枝共同完成治疗表虚寒证。

表阴病主要是根据《伤寒论》第 337 条和第 351 条的证候群与方确立的。关于《伤寒论》中厥阴病的争论比较大，我们在这里简单讨论一下。厥阴病篇，一般是将第 326 条作为厥阴病的提纲，从整个文字上来看，"厥阴之为病，消渴，气上撞心，心中疼热，饥而不欲食，食则吐蛔，下之利不止"，这些都是里部的证候，病位不在表，故第 326 条不能作为表虚寒证来定性。近代医学家陆渊雷在《伤寒论今释》中说："假定本篇首条为仲景原文，为厥阴提纲，则厥阴本无厥证，下文厥热诸条，虽若连类相及，实是望文生义耳，因病名厥阴，遂连类论厥，因证有心中疼热，食则吐蛔，下之利不止，遂连类论发热吐利，复因吐而论哕，此等凑合，不知是仲景原文，或后人所补缀。"《金匮玉函经》中以不称厥阴病诸条别为一篇，并且说，篇中名称厥阴病者四条，除首条纲领有证候外，余三条，文略而理不清，无可研索，故陆渊雷提出："吾提少阴太阴之外，更无厥阴也。"说明他对厥阴篇是持否定态度的。根据三阴三阳的辨证，厥阴病肯定是存在的，但是厥阴提纲肯定是有问题的，他对厥阴提纲提出辩驳也是有道理的。

三部六病就是根据对立统一法则，表部有表阳，肯定也有表阴，那么表部的阴病当中，我们就依据《伤寒论》第 337 条"凡厥者，阴阳气不相顺接，便为厥，厥者，手足逆冷者是也"这一条，提出了厥阴病手足逆冷

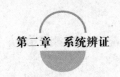

的基本病理和病证表现。依据《伤寒论》第 351 条"手足厥寒，脉细欲厥者，当归四逆汤主之"，当归四逆汤就是治疗表部虚寒，手足逆冷，脉细，恶寒之厥阴病的主方。

表阴病，也就是表虚寒证，核心证是手足逆冷，故需要和《伤寒论》中手足逆冷的相关方证进行鉴别。比如我们经常说的热厥，就是白虎汤证，临床表现是"脉滑，谵语，自汗出，手足冷"。白虎汤证属于热证，虽然表现出表部手足逆冷的症状，但是从辨证论治看，白虎汤证的整个病性是属热的，是一种真热假寒的表现。我们看《伤寒论》中第 350 条"伤寒脉滑而厥者，里有热，白虎汤主之"。第 219 条"三阳合病，腹满身重，难以转侧，口不仁，面垢，谵语，遗尿。发汗，则谵语；下之，则额上生汗，手足逆冷；若自汗出者，白虎汤主之"。从这些条文我们都可以看出，白虎汤证是一种热极转阴、热极似阴，一种真热假寒的表现形式。我们不能因为出现了手足逆冷的假寒证，就说是厥阴证。因此，关于手足逆冷，白虎汤证与当归四汤证还是容易鉴别的。

在《伤寒论》中，还有一个典型的手足逆冷，叫蛔厥。大家所说的蛔厥证，就是乌梅丸证。乌梅丸在临床使用非常广泛。第 338 条云："伤寒脉微而厥，至七八日肤冷，其人躁无暂安时者，此为脏厥，非蛔厥也。蛔厥者，其人当吐蛔。今病者静，而复时烦者，此为脏寒。蛔上入其膈，故烦，须臾复止；得食而呕，又烦者，蛔闻食臭出，其人常自吐蛔。蛔厥者，乌梅丸主之。又主久利。"那么，乌梅丸证是一个寒热错杂证，是一个蛔厥，不能因为出现了手足逆冷，就将其称作厥阴病。手足逆冷是乌梅丸证中的一个证候，是伴随蛔厥的一系列症状而出现的。蛔厥证不是表部虚寒证，手足逆冷只是蛔厥证的一个合证。

《伤寒论》里还有其他的厥，也会出现手足逆冷，如痰厥。《伤寒论》第 166 条云："病如桂枝证，头不痛，项不强，寸脉微浮，胸中痞硬，气上冲喉咽不得息者，此为胸有寒也。当吐之，宜瓜蒂散。"第355条云："病人手足厥冷，脉乍紧者，邪结在胸中，心下满而烦，饥不能食者，病在胸中，当须吐之，宜瓜蒂散。"文中的"胸有寒"，一般皆作痰讲，胃里有大量痰液积聚，就形成痰厥。因此，痰厥表现出的手足逆冷是一个假象，是一个越部证。痰厥的病位在阳明胃，表现的症状里有手足逆冷，但是不能因为有手足逆冷，就说是厥阴病。痰厥的病机是大量的痰积聚在胃家，影响气机的运行，导致脉阴阳气不相顺接，就出现了手足逆冷。因此，临床上用瓜蒂散将痰吐出来，痰厥伴随的手足逆冷及一系列证候群就解决了。在临床上，痰厥需要和当归四逆汤进行鉴别。

在《伤寒论》中，还有阳明大承气汤证出现的手足逆冷。《伤寒论》第335条云："伤寒一二日至四五日，厥者必发热，前热者后必厥，厥深者热亦深，厥微者热亦微。厥应下之，而反发汗者，必口伤烂赤。"这个条文就是阳明胃家实大承气汤证的手足逆冷，就是用攻下的方法治疗。因此，阳明大承气汤也可以出现手足逆冷的症状，用大承气汤通腑泻下，手足逆冷也会缓解和消除。大承气汤的手足逆冷属于越部证，病位不在表部，是里部阳明胃家实的越部证在表部的反映，影响到表部的气机不相顺接，但这不是表部病，更不是表部虚寒证。这类的厥证还非常多，比如四逆汤证的寒厥（脏厥），还有四逆散证的气厥，都会出现手足逆冷，但它们的病机都不是表部虚寒证，病位不在表，病性都不属虚寒。

我们的临床辨证论治就是鉴别诊断，就是通过采集临床症状，来鉴定哪些是表部的虚寒证，是当归四逆汤证。不是我们一看见手足逆冷就是厥阴病，这就是一个望文生义的做法。

三、表部的部证

根据矛盾的对立统一法则，表部除了表阴、表阳这种矛盾的对立，还有矛盾的统一。矛盾双方同时存在，共存于一个统一体，形成表部的不寒不热、不虚不实，即非阴非阳这一类的证候群的时候，三部六病将之命名为表部的部证。表部的部证病位在表，但临床症状既不表现出表阴也不表现出表阳，表现出的是寒热错杂、虚实互见，即非寒非热、非虚非实的一类证候群，这在矛盾论里面就叫矛盾的同一性或者叫矛盾的统一性。

依据《伤寒论》第31条"太阳病，项背强几几，无汗恶风，葛根汤主之"，项背强几几，意思是项背僵痛，怕冷怕风，但是不出汗。怕风怕冷是表寒证，不出汗是表实证，肢节痹痛又是一个表虚，这样就共同构成了表部的非寒、非热、非虚、非实，寒热错杂、虚实互见的表部的部证。

张仲景给出的治疗方法是温经解表、解肌发表，就是葛根汤。葛根汤，即葛根、麻黄加桂枝汤。桂枝汤治疗的是表部虚寒证；葛根辛凉解表，治疗的是表热证；麻黄辛温发汗，治疗的是表实证。可以看出，这个方剂就是针对寒热错杂、虚实互见，表寒、表热、表虚、表实的性质同时存在。临床上我们就使用葛根汤来治疗表部的寒热虚实共见的复杂证。葛根一般用30～60g，桂枝15g，麻黄15g，芍药15g，甘草10g，生姜10g，大枣4枚。方中葛根是主药，桂枝是副主药，治疗表部不寒、不热、不虚、不实的部证，属于表部的协调疗法。

葛根汤的临床使用非常广泛，许多医家有大量的医案。我们临床使用也非常广泛，经常用来治疗颈椎病、颈椎综合征，非常好用，效果也非常满意。葛根这味药非常平和，我们的临床使用剂量一般是30g、60g、120g，临床上只要看到项背强几几、恶风、无汗，这种表部不阴不阳证都

可以使用葛根汤。

四、表部的类证

表阳病是表热实证，用葛根麻黄汤；表阴病是表虚寒证，用当归桂枝汤；表部的不阴不阳，用葛根汤来协调，这些都是表部一些基本的、大的治疗原则。在《伤寒论》中，通过一些治疗表部热证、表部实证的相关条文，我们还能找到一些关于表部的类证。比如在表证里面，麻杏石甘汤证就是一个表部的热实证，就属于表阳病的类证。比如桂枝汤，虽然没有当归四逆汤这么典型，但也是归四逆汤的类证，属于表部虚寒证，即表阴证。

比如温病学派的卫气营血辨证，卫分证的银翘散、桑菊饮都是太阳证的范畴，就是表阳病，是表热实证。临床上，如果头项强痛表现得不是太明显，仅仅是出现一些咽喉部的症状，就可以使用银翘散；出现以呼吸道咳嗽的症状为主，就可以使用桑菊饮；出现肺热症状咳喘比较明显时，就使用麻杏石甘汤；如果是出现这种身痛、头疼、头项强痛比较明显时，就使用葛根麻黄汤。

临床上的表部虚寒证，出现了非常典型的手足逆冷、四肢厥冷，这肯定是个表部虚寒，表阴病了，就用当归桂枝汤。如果表部虚寒证不是以手足逆冷为主要临床表现形式，而是出现头痛、发热、汗出恶风、脉缓等症，也是较轻的表部虚寒证，那就可以使用桂枝汤、黄芪桂枝五物汤、玉屏风散等方剂。

表部的虚证。当归是治疗表虚的一味药，那么临床上表虚明显的时候，我们可以用四物汤。因为四物汤就是以当归为主药，就可以治疗表虚，中医叫血虚。如果临床上是以气虚表现为主，出现汗出、恶风、容易

感冒，这种表虚，属卫气不固，自汗出表现非常突出。后世医家的玉屏风散，就是以黄芪作为一种治疗表虚的主药。

治疗表虚，我们有两大类药物：一类是黄芪类，治疗以气虚为主的表虚证；一类是当归类，治疗以血虚为主的表虚证。临床上不管是用桂枝加黄芪汤或黄芪桂枝五物汤，还是使用玉屏风散，都是治疗以气虚为主的表虚证；如果出现手足逆冷、面色苍白，以血虚为主的表现，我们就以当归为主，就用四物汤、桃红四物汤；如果出现症状较轻的表部虚寒，以头痛发热、汗出恶风为主，即太阳中风证，就用桂枝汤；如果表部虚寒非常典型、非常重，出现四肢厥冷、脉微欲绝，就用当归四逆汤。因此在三部六病的指导下辨证，我们首先要辨病位——表、里、枢；再辨病性——阴、阳、不阴不阳；再具体选方，与方证密切结合。

三部六病列出的主证、主方都具有代表性。和主方相类同的一类方剂我们就叫类方，那么历代医家的这种类方就非常多了，在这里呢，我只是简单举例说明了一下。临床上，如果我们都辨不清病位，分不清楚寒热虚实，那其他的就更不用说了。方证的辨证，纯粹就是一种经验，它必须纳入辨证论治，才能从病位、病性上对疾病进行全面把握。

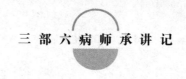

第三讲　里部病的辨证论治

一、里阳病

里阳病，即里部发生病变，表现出热和实的证候群，我们称为里阳病。里阳病的核心证是胃家实，胃家实是里阳病的必要条件。那么和胃家实相伴随的一系列证候群如潮热、自汗出、大便难，共同构成了里阳病的纲领证，我们称之为里阳病的充分条件。里阳病的诊断部位是胃肠道，治疗方法是泄热除实，使用的方剂是大黄芒硝汤，即大承气汤的变方。大黄10～15g，芒硝3～10g，枳实10～20g，厚朴10～20g，其中大黄是主药，芒硝是副主药。

阳明证，即里阳病，它的主证是根据《伤寒论》原文第180条"阳明之为病，胃家实是也"；第208条"阳明病，脉迟虽汗出，不恶寒者，其身必重，短气，腹满而喘，有潮热者，此外欲解，可攻里也；手足濈然汗出者，此大便已硬也，大承气汤主之"；第212条"伤寒若吐若下后，不解，不大便五六日，上至十余日，日晡所发潮热者，不恶寒，独语如见鬼状。若剧者，发则不识人，循衣摸床，惕而不安，微喘直视，脉弦者生，涩者死，微者，但发热谵语者，大承气汤主之，若一服利，则止后服"；以及第215条"阳明病，谵语，有潮热，反不能食者，胃中必有燥屎五六

枚也，若能食者，但硬耳，宜大承气汤下之"所拟。

阳明病所列条文内容是符合里阳病、里部热实证的。从涉及的条文来看，里部的热实证，它的部位就是上起食道，下至肛门，由平滑肌组成的消化系统，在《伤寒论》里称为胃家。

胃家实作为阳明病的核心证，有两点需要弄明白，首先是张仲景说的胃在什么地方？《伤寒论》第215条云："阳明病，谵语，有潮热，反不能食者，胃中必有燥屎五六枚也。"胃中怎么会有燥屎呢？燥屎一般都在降结肠，阳明热盛，如果逐渐加重，燥屎沿及横结肠可以达到脐部，表现为腹痛。横结肠在解剖位置上和胃相近，即一前一后，故古人在触及燥屎在横结肠时，一般指胃中。《灵枢·本输》说"小肠大肠皆属胃"，胃家就指整个肠胃而言；实就是实有其物，包括痰、水、血、食一系列代谢产物在胃肠道的积聚。

燥屎如果升至升结肠，则腹痛剧烈而痛不欲生。胃家实一般都在降结肠，这个胃家实的"实"，一讲的是实有其物，讲的就是实证；二讲的是充实，指的是中医的腹诊，就是顺着结肠的升结肠、横结肠、降结肠不同的部位来触诊，大肠里有燥屎。从乙状结肠开始，沿着降结肠、横结肠这样一个顺序逐渐进行腹诊，大便燥结的部位越高腹痛就越明显。

在《伤寒论》里面关于胃家实的条文有一条比较难懂，即第321条，其云："少阴病，自利清水，色纯青，心下必痛，口干燥者，可下之，宜大承气汤。"此证在现代的医疗条件下是很难见到的，在过去传染病流行和伤寒病后，持续高热，然后神志不清，不欲食，口中黏腻；实热内结，口渴欲饮水，水饮入胃，然后流进十二指肠和胆汁混合，此时肠道吸收功能降低，混合液沿着干结粪便的间隙顺流而下，就出现热结旁流，大便清水，就像洗菠菜的水一样，这种情况多在瘟疫流行发热十余日后出现，虽便出清水，但体内燥屎没能清除，故仍须使用大承气汤来泻下。所以，阳

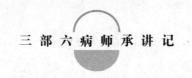

明病胃家实的重点是在大肠，大便干结日久，摸着如棋子一样的燥屎，所以就出现痞满燥实这种情况。

里阳病，即里部的热实证，就是《伤寒论》中的阳明证，典型的主证就是大承气汤证。但是里部的热实可以出现多种情况，我们一般把它分为痰、水、血、食几种情况。针对燥屎内结而言，《伤寒论》里面也有小承气汤、调胃承气汤、大承气汤之分，属性都是阳明热实内结，即里阳病，故在辨证时需要区分这种热实内结程度的大小。阳明里实证，除了燥屎内结外，《伤寒论》中还提到一种，而且在临床中常见的，就是瘀血停留在里部形成的胃家实。这种情况，一般是伤寒发热一个月以后出现，燥屎和瘀血结于阳明里部，它的特点是小便利而大便黑。关于瘀血，在《伤寒论》中张仲景一般选用的是桃核承气汤治疗，它的腹诊特点就是少腹急结，即在肚脐以下少腹这个部位急结。在《伤寒论》桃核承气汤的条文中提到了热结膀胱，故后人根据热结膀胱的提法，将桃核承气汤证列入了太阳病的膀胱蓄血证，实际上血是蓄在了阳明胃家的大肠。所以，阳明里实证除了燥屎内结外，还有瘀血停在胃肠道。

桃核承气汤在临床上使用非常广泛，但是除了桃核承气汤以外，还有抵当汤、抵当丸这两个方子可以治疗瘀血。桃核承气汤的瘀血是新血，瘀的时间短。如果瘀血在胃肠道停留的时间长了，就会出现喜忘、小便利、舌绛、有紫斑等症。如果体内的瘀血停留的时间长了，就比桃核承气汤的瘀血更深更久，这时候，张仲景就用抵当汤化瘀祛实。可参照《伤寒论》第125条"太阳病，身黄，脉沉结，少腹硬，小便不利者，为无血也；小便自利，其人如狂者，血证谛也，抵当汤主之"；第237条"阳明证，其人喜忘者，必有蓄血。所以然者，本有久瘀血，故令喜忘；屎虽硬，大便反易，其色必黑者，宜抵当汤下之"。

《伤寒论》里，阳明病胃家实，即里阳病，除了燥屎内坚，瘀血内结以外，还有一个常见症状，就是痰水瘀结。痰水瘀结，瘀在胃肠道，在张仲景看来，也是阳明内结的一个表现。提及痰的概念，《金匮要略》中有痰饮篇专做讨论。中医讲"脾为生痰之源，肺为贮痰之器"，痰水瘀结在胃肠道，形成阳明痰实证时，就用下法来泻痰。里部痰饮积聚，一般停留的部位都是在升结肠，有时潴留时间可达十年之久，表现为腹中雷鸣、辘辘有声等症状。体内痰饮积聚，在上表现为舌苔黏腻，在下表现为下利黏液，由此可确定肠道内有黏液的蓄积。在辨证上，观察舌苔是非常关键的，如果诊断无误，可以选用大陷胸汤、大陷胸丸。

根据痰饮蓄积部位的不同，汤和丸的应用也是有区别的。大陷胸汤直接清除脾胃之痰饮，大陷胸丸含有葶苈子、杏仁这些宣肺利水药，就连同肺中痰饮一同治疗。因此，大陷胸丸是合证，即胃肠痰饮与肺中痰饮是同治的。如果肺里面没有痰饮蓄积，胃肠道停有大量痰饮，就用大陷胸汤来治疗。

《伤寒论》第 135 条云："伤寒六七日，结胸热实，脉沉而紧，心下痛，按之石硬者，大陷胸汤主之。"这条论述的就是大陷胸汤的应用。结胸证形成的原因，就是表证不解，邪热内陷，水津不得四布，导致水结在胸胁胃肠道。因此，它的方药，就是由大黄、芒硝、甘遂组成，泻实除水，通过胃肠道将积在体内胃肠道的痰水泻掉。痰饮在胃肠道的蓄积，三部六病将其归为阳明病胃家实的痰饮证。

另外一个，就是水在胃肠道的蓄积，里部蓄水不但胃肠道里有水，大部分腹腔里也有水，临床上表现是小便不利，胸胁满痛。里部腹腔积水，通过叩诊、腹诊，可以做出明确诊断。蓄水证的出现，一般是阳明热实，阻碍了脾胃气化的运行，水液不得四布，存于胃肠之间，甚至腹腔之内，水湿不去。张仲景选用十枣汤，泻阳明胸腹腔积水。《伤寒论》第 152 条云："太阳中风，下利呕逆，表解者，乃可攻之。其人漐漐汗出，发作有

时，头痛，心下痞硬满，引胁下痛，干呕短气，汗出不恶寒者，此表解里未和也，十枣汤主之。"方中用芫花、甘遂、大戟等泻水之峻药，三药合用，将胃肠道水泻掉，这是阳明蓄水证的表现。

阳明胃家实，三部六病叫里部里阳病，即里部的热证实证。里部的热证、实证，有痰、水、血、食的蓄积。同时腹诊时有抵抗、疼痛、痞满燥实，这些也是胃家实的表现形式。痰的蓄积用大陷胸汤、大陷胸丸；水的蓄积用十枣汤；血的蓄积用抵当汤、抵当丸、桃核承气汤；食的蓄积用大承气汤、小承气汤、调胃承气汤，临床上可根据具体情况辨证应用。

二、里阴病

里部虚寒证，即里阴病，核心证是腹满，三部六病将腹满作为里阴病的一个必要条件。和腹满伴随的一系列症状有或吐，或利，或时腹自痛，这些症状共同构成里阴病的纲领证，纲领证就是里阴病的充分条件。有了核心证，又有这一组纲领证，就可以确定为太阴证了。太阴证的诊断部位，是以肚脐为中心的整个腹部。我们都知道，太阴这个部位属脾，脾的这个部位，我们中医究竟指的是哪里呢？实际上，主要指的是小肠，指小肠的整个消化吸收运化功能。小肠的消化吸收运化功能低下，就表现为里虚寒证，部位就是以肚脐为中心的腹部。"虚则补之，寒则温之"，根据这个原则，里阴病的治疗原则是温里建中，使用的方剂是苍术干姜汤。《伤寒论》第227条"自利不渴者，属太阴，以其脏有寒故也。当温之，宜服四逆辈"，即太阴虚寒就是用理中、四逆一类。刘老根据里部虚寒证的特点，选用了《金匮要略》里的甘草干姜茯苓白术汤作为里部虚寒证的主方。他用苍术代替白术，并将之重新命名，即苍术干姜汤。用苍术替换白术，因其燥湿健脾力量更强，苍术用量 15 ~ 30g，干姜 10 ~ 15g，茯苓

15～30g，甘草10g，主药是苍术，副主药是干姜。

三部六病的太阴证，即里部虚寒证、里阴病，它的提纲证、主证都是根据《伤寒论》条文列出的。《伤寒论》第273条云："太阴之为病，腹满而吐，食不下，自利益甚，时腹自痛。若下之，必胸下结硬。"这一条是太阴病的提纲条文。里部虚寒证的表现是在小肠，小肠吸收功能低下，中医称之为"脾虚"；病人的自述症状为肚胀、腹满，中医称为"心下痞"。医生用手触诊时，手下的感觉是柔软，无压痛、抵抗感，但病人自觉心下、肚子满，就是脾胃虚寒的表现。

里部虚寒证的本质就是属虚、属寒，整个表现就是胃肠功能的低下，小肠运化水谷的功能低下，就出现腹满，这些病位、病性就代表了里部虚寒证的核心证了。里部虚寒证，就是中医太阴虚寒、小肠的吸收功能低下形成的一系列证候群。在上可表现为吐，在下可表现为泻，即或吐，或泻，或利。时腹自痛是里部虚寒导致的肠痉挛引起的。

治疗里阴病的主方，可参照《伤寒论》第277条"自利不渴者，属太阴，以其脏有寒故也。当温之，亦服四逆辈"。张仲景尚未给出一个代表性的方剂，这是一个遗憾，但四逆汤这一类方剂都可以。所以，刘老根据《金匮要略》中"五脏风寒积聚病脉证并治篇"的记载，"肾着之病，其人身体重，腰中冷，如坐水中，形如水状，反不渴，小便自利，饮食如故，病属下焦，身劳汗出，衣里冷湿，久久得之，腰以下冷痛，腹重如带五千钱，甘草干姜茯苓白术汤主之"，选用甘草干姜茯苓白术汤作为里阴病的主方。

刘老在确定里阴病、里部虚寒证药物的时候，选择苍术作为主药。苍术与白术能促进小肠吸收，苍术的力量比白术的力量还要大，但《伤寒论》中苍术、白术是不分的。三部六病用苍术取代白术，使其成为里阴病的主药，干姜温里，作为副主药，这样就形成了里阴病的主方。

里阴病（里部虚寒证），刚才谈了它的核心证、纲领证、主要诊断部位。但是里阴病在《伤寒论》中有一系列的特点，比如将里部虚寒的方剂简单做一个归类的话，从口腔到肛门整个消化管道，不同部位的虚寒，张仲景使用不同的治疗方法和方药。

比如说，部位虽然在胃肠道，属于里部的虚寒证，但临床表现是噫气不除（即嗳气），这主要是由膈肌痉挛表现出来的证候群。《伤寒论》第161条云："伤寒发汗，若吐，若下，解后，心下痞硬，噫气不除者，旋覆代赭汤主之。"从条文来看，汗吐下以后，由于中阳气虚，痰饮内阻，就形成胃脘充气而心下痞硬，胃气上逆就出现噫气不除。这个方剂表现的病位，就是在食道、膈肌，多有贲门蠕动下排不利，就会形成逆蠕动，导致噫气不除，这是里阴病初始阶段的一个特征性的反应，可选用旋覆代赭汤。旋覆花散结以治痞，代赭石重镇降逆，党参、甘草健脾益气，生姜、大枣温胃散寒，是一个温补太阴虚寒、消痞和中、降逆的有效方剂。此方的病位属于里部的太阴；病性为里部的虚寒证；部位偏于上，在食道和膈肌的部位；症状以噫气不除为主，就用旋覆代赭汤。

同样里阴病（里部虚寒证），病位主要表现在胃这个部位时，主证以呕吐或者干呕、吐涎沫为主，张仲景使用吴茱萸汤治疗。《伤寒论》第243条云："食谷欲呕，属阳明也，吴茱萸汤主之，得汤反剧者，属上焦也。"第309条云："少阴病，吐利，手足逆冷，烦躁欲死者，吴茱萸汤主之。"第378条云："干呕，吐涎沫，头痛者，吴茱萸汤主之。"从条文看，吴茱萸汤是温中的一个方剂，胃脘虚寒，证属太阴。所以，吴茱萸汤温中散寒，降逆止呕。本方证的病位就在胃，是由于胃幽门痉挛，导致胃蠕动下排不利，幽门梗阻痉挛，食物不能下排，就出现食谷欲呕。吴茱萸汤的功能就是温胃、解痉挛。方中吴茱萸、生姜温胃散寒，降上逆之气，打开幽门痉挛。党参、大枣健脾补气，补脾胃之虚。吴茱萸汤四味药配合起来，

和胃平痉、止痛、止呕，是很好的方剂。临床上经常用此方治疗食谷欲呕，食道癌、胃癌术后的幽门痉挛，饮食不下，干呕吐涎沫等症状，效果非常理想。

里部虚寒证，从胃再向下走，就到了小肠。小肠吸收功能低下，运化不利，前面讲了用苍术干姜汤作为代表方剂治疗。小肠再往下走，就到了结肠的虚寒证。一般情况，结肠是吸水的，即饮入于胃，游溢精气的水分大部分是通过结肠来吸收的，如果结肠的功能出现虚寒，水不能被运化吸收，就会形成小便不利、消渴的症状。《伤寒论》第71条云："太阳病，发汗后，大汗出，胃中干，烦躁不得眠，欲得饮水者，少少与饮之，令胃气和则愈。若脉浮，小便不利，微热消渴者，五苓散主之。"第156条云："本以下之，故心下痞，与泻心汤；痞不解，其人渴而口燥烦，小便不利者，五苓散主之。"以方测证，五苓散证是太阴虚寒证，病位在升结肠。

有的教科书里面讲到，五苓散证是膀胱蓄水证，说膀胱有水气蓄积，我认为这是一个很大的误解。五苓散证的水气是积在肠道，是因为肠道的吸水功能低下，导致了胃肠道的大量积水。大量积水吸收不了，就造成组织间缺水，组织间缺水会引起中枢神经系统的调节反应，即口渴，就形成消渴。消渴以后就想喝水，喝进去水以后由于肠道积水，饮水后就会吐，就形成了水逆证。小便不利，是因为组织间缺水，会引起中枢神经系统的调节反应分泌抗利尿激素，就会出现小便不利，这是出现五苓散证的形成机理。五苓散中，猪苓、茯苓、泽泻三味药加强胃肠道的吸水功能，然后再经过肾脏，通过小便将过多的水液排出体外，这是一个基本治疗原则。桂枝，也是增加结肠吸水功能的一味药，我以前讲过，大便干是使用桂枝的禁忌证。

在里部，如果这种虚寒到了降结肠、乙状结肠的部位，就出现了以下利便脓血为主的证候群。《伤寒论》第306条云："少阴病，下利，便脓血

者，桃花汤主之。"降结肠、乙状结肠、直肠功能低下，表现出的下利便脓血，这是里部虚寒的一个表现。降结肠和直肠的吸水功能减少，分泌功能增加，大便就会出现黏液，我们就选择桃花汤治疗。赤石脂涩肠止泻，是治疗肠澼下痢赤白的一味药。所以，肠道滑脱，降结肠、直肠分泌增加以后，就会出现黏液便，我们就使用赤石脂、禹余粮、干姜这些药，来涩肠固泻，温中健脾。桃花汤就是张仲景治疗下焦虚寒引起的下利，即治疗胃肠道在降结肠、乙状结肠、直肠这些部位虚寒证的一个非常重要的方剂。

通过上面的讲述，我们知道，里部虚寒证在不同部位形成的不同变证，治疗方剂是不同的。在食道膈肌以上，用旋覆代赭汤；在胃，幽门梗阻、幽门痉挛，用吴茱萸汤；在肚脐周围的小肠形成的腹满，用苍术干姜汤；在升结肠部位，用五苓散；在降结肠、乙状结肠、直肠这些部位功能低下，出现虚寒证，用桃花汤。

三、里部的部证

里部除了里阳证、里阴证，还有一个不阴不阳证，即寒热错杂证，三部六病将之称为里部的部证。张仲景给出的是生姜泻心汤、甘草泻心汤、半夏泻心汤这类的方剂，健脾和中，寒热并用。

《伤寒论》第157条"伤寒汗出解之后，胃中不和，心下痞硬，干噫食臭"，这些症状就类似于阳明胃中有热；"胁下有水气，腹中雷鸣下利"，又好像是太阴虚寒，这样看来，它既不是阴又不是阳，而是非寒非热、非虚非实的一个寒热错杂的里部的部证，这时候就要用辛开苦降、寒热虚实错杂证的方剂——生姜泻心汤进行治疗。

察色按脉，先别阴阳，阴阳是矛盾的对立，中医在分阴分阳的时候能

讲得很清楚。那么矛盾的统一性（又叫同一性），即在阴阳分不清、寒热错杂的情况下，临证中是最容易模糊，不容易辨证的。因此，中医临床高手往往就是在分不清阴阳寒热的时候，才能凸显一个中医的水平。比如说，在表部，出现表部的寒热错杂，分不清表阳、表阴的时候，就使用葛根汤来治疗，即桂枝汤加葛根、麻黄；在里部，出现里部的寒热错杂，分不清里阴、里阳的时候，就用生姜泻心汤、半夏泻心汤、甘草泻心汤这样寒热错杂的方剂来治疗，这才是中医辨证高深、奥妙的地方。

恩格斯在自然辩证法里也说，辩证法不知道什么是绝对分明和固定的不变，辩证法的核心就是在分不清的时候，才能显示出辩证法的高明之处。因此，中医辨证一个高明的地方，就是在我们分不清虚寒热实的时候，才更需要辨明白，这就是中医辨证最重要的一个核心。

一阴一阳之谓道，非阴即阳，里部发生病变叫里证，实则阳明，虚则太阴，阳明叫里阳病，太阴叫里阴病。阳明证有痰、水、血、食的不同，形成了里部的阳明证的不同类证。泻食，用大承气汤、小承气汤、调胃承气汤；泻血，用桃核承气汤、抵当汤、抵当丸；泻痰，用大陷胸汤、大陷胸丸；泻水，用十枣汤。里部不同部位出现的里热证对应的方剂也不相同：在食道者，使用栀子豉汤；在胃中，使用大黄黄连泻心汤、小陷胸汤；在小肠者，使用葛根黄芩黄连汤；在大肠者，使用桃花汤。太阴里部虚寒，以苍术干姜汤为主方，但由于里部虚寒的部位不同，治疗亦有差别。在食道膈肌以上，用旋覆代赭汤；在胃，用吴茱萸汤；在小肠，用苍术干姜汤；在升结肠，用五苓散；在降结肠、乙状结肠、直肠，用桃花汤。里部的不阴不阳，即部证，在寒热错杂、虚实分不清的情况下，我们使用消痞和中、辛开苦降的生姜泻心汤、半夏泻心肠、甘草泻心汤。

第四讲 枢部病的辨证论治

枢部也叫半表半里部，枢部发生病变称为枢部病，包括枢阳病、枢阴病、枢部部证三种表现形式。

一、枢阳病

三部六病将半表半里的热实证，称为枢阳病。半表半里是一个非常大的部位，除表、里之外，都属于半表半里的范畴。半表半里发生阳证，三部六病根据它的病位、病性及主证——胸中热烦、胸满、身热或往来寒热、咽干、口苦、小便黄赤，确立的治疗原则是清热、除满，主方是黄芩柴胡汤：黄芩 30g，柴胡 15g，白芍 15g，生姜 10g，甘草 10g，大枣 10g；其中主药是黄芩，副主药是柴胡。枢部的诊断部位主要在胸胁。

在《伤寒论》中，少阳病篇所占的篇幅最少。但实际临床中，半表半里热实证发病率最高，是最常见的。我刚才谈到，表阳证可以用辛凉解表法，里阳证可以用泄热通下法，除了可汗、可下，其他的阳证都属于半表半里枢阳证的范畴。

半表半里是以气血为主，从气血在周身循行的角度来看，半表半里所清之热有两大类型：一种是波及全身的亢盛之热，一种是蓄积在局部的火毒之邪。半表半里全身性的亢盛之热，《伤寒论》中使用甘寒法白虎汤类

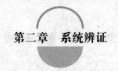

方来治疗；半表半里局限性的火毒之邪，《伤寒论》中使用苦寒法栀子豉汤这一类的方剂来治疗。

枢阳病，它的主证胸胁热烦、胸满热烦，就是根据《伤寒论》第263条"少阳之为病，口苦，咽干，目眩也"，第264条"少阳中风，两耳无所闻，目赤，胸中满而烦者，不可吐下，吐下则悸而惊"所列出的。因此，枢阳病的主证——胸满热烦，既讲出了枢阳病的病位，即胸胁；也讲出了枢阳病的病性，即热和实。三部六病将胸满热烦作为枢阳病的必要条件。那么和必要条件相伴随的发热，或者是往来寒热、口苦、咽干、小便黄赤，这些症状就共同组成了枢阳证的充分条件。半表半里的病候重点在胸腔，胸腔里面以心肺为两大主要器官。

《伤寒论》少阳篇，只有十个条文，也没有列出治疗少阳证的主方。条文虽列出一个小柴胡汤，但小柴胡汤是一个合方，主要治疗少阳与太阴合证。也就是说《伤寒论》少阳篇条文最少，方剂就一个，还不是半表半里热实证的主方，这样就给后人造成了许多困惑，导致很多人认为《伤寒论》只治伤寒，不治温病。因为临床上遇到的传染病大多是温病，而《伤寒论》少阳病篇却没有治疗温病的方剂，这也是"为什么后世温病学派兴起"的一个重要原因。

根据《伤寒论》少阳证、半表半里热实证的特点，刘绍武先生将《伤寒论》中的黄芩汤加上柴胡，就组成了枢阳病、半表半里热实证的主方。枢阳病的治疗原则，必须满足清热、除满的基本原则。黄芩加柴胡汤，柴胡除满，黄芩清热，这样共同构成了清热除满的大法，我们将它定为枢阳病、半表半里热实证的主方。

通过梳理我们发现，大量治疗温病的清热、解毒、泻火类方剂，散落在其他六病的各章中。我们通过对半表半里热实证的梳理，提出了一个基本的治疗法则——清、降、散、滋，也就是清法、降法、散法、滋法四个

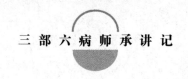

基本治疗原则。

清即清热，降即降温，热病、阳证在半表半里部发热都比较高，故清热降温是一个很重要的治疗原则。枢阳病属于半表半里的热证、实证，故要用散的方法将邪热疏散出去；高热易伤阴津，故滋阴也必不可少。

实际上，我们在仔细研究《伤寒论》的过程中会发现，张仲景治疗半表半里热实证是有一套治疗方法的。比如热实郁闭于上焦，用麻杏石甘汤；热在下焦，用黄连阿胶汤，这些都是《伤寒论》所载之方。所以，"《伤寒论》里面没有治疗温病、热病的方剂"的说法是不全面的。

1. 清法

下面我将对《伤寒论》中治疗热病的几个相关方剂做一个梳理。比如我们提到的清法，其中清热法在《伤寒论》中的代表方剂是白虎汤。如《伤寒论》第 176 条"伤寒，脉浮滑，自汗出，此表有热，里有寒，白虎汤主之"，第 350 条"伤寒，脉滑而厥者，里有热，白虎汤主之"，以及第 219 条"三阳合病，腹满身重，难于转侧，口不仁面垢，谵语遗尿。发汗则谵语，下之则额上生汗，手足逆冷。若自汗出者，白虎汤主之"，从以上条文来看，这些都是半表半里弥散性的热，张仲景用清降的方法，用白虎汤清热降温。石膏降温清热的作用非常强，故它是白虎汤的主药。

白虎汤证是一个纯热证，脉象浮滑，浮为热盛于外，滑为气血盛于里，故这种热充斥于半表半里的状态，就出现了表里俱热的脉象。白虎汤中石膏清热除烦，知母清热养阴，更佐以粳米、甘草和中，共同构成清热之重剂，奏清热凉血、清热除烦之功。

接着我们再看《伤寒论》，热盛就会伤津，紧接着张仲景就列出了清热滋阴的一个方剂——竹叶石膏汤。《伤寒论》第 397 条云："伤寒解后，虚羸少气，气逆欲吐，竹叶石膏汤主之。"本条就叙述了半表半里热邪伤阴、气血俱耗而导致的虚羸少气、气逆欲吐的症状，张仲景就用竹叶石膏

汤来清半表半里的热，清热而滋阴。

当半表半里出现局部的、局限性的火毒之邪候，张仲景也有治疗的方子，就是栀子豉汤这一类的方剂。《伤寒论》中关于栀子豉汤的方剂一共有6条。它所表现的证候群"发热而烦，胸中窒，虚烦不得眠，反复颠倒，心中懊恼"，都是胸膈、胸腔郁热化火所致，故欲清半表半里火毒火热之邪，就用栀子豉汤。栀子豉汤两味药，栀子，味苦性寒，苦能泄热，寒能胜热，故能清上焦之火热；淡豆豉性甘平，经过炮制以后，有类似于柴胡散邪的作用，但是力量非常轻，轻清上行，能够清解半表半里的郁热。这两个药相配伍，一清一散，可以宣透胸中之火热。

火邪亦会伤津，故张仲景紧接着有个清火救阴的方子，就是黄连阿胶汤。《伤寒论》第303条云："少阴病，得之二三日以上，心中烦，不得卧，黄连阿胶汤主之。"黄连阿胶汤证是一个热证，而且是胸膈郁热之火，是热烧灼津液导致局部的火热之证。栀子豉汤是虚烦不得眠，黄连阿胶汤是心中烦而不得卧，两者都是胸腔热毒之邪上扰心神引起的心烦不得眠之症，但区别点在于：未伤阴时用栀子豉汤清热泻火，热毒伤阴则用黄连阿胶汤泻火滋阴。临床上我们使用黄连阿胶汤时，要注意患者舌象是红绛舌，并且干燥少津，脉细数，故黄连阿胶汤是滋阴降火的好方子。而半表半里的热，我们使用白虎汤、竹叶石膏汤；半表半里的火，我们使用栀子豉汤、黄连阿胶汤，这就是清法在《伤寒论》里的具体使用。

2. 引法

病邪在表，可汗而发之；病邪在里，可泻而下之。那么病邪在半表半里，就非常特殊了，要用"引法"，即引病邪以出表，引邪以入里，简单说就是给病邪以出路，故张仲景在治疗半表半里热毒之邪时，就使用"引法"。

第一，"引火出表"。引火出表，张仲景使用的是葛根芩连汤。《伤寒

论》第34条云："太阳病，桂枝证，医反下之，利遂不止，脉促者，表未解也。喘而汗出者，葛根黄芩黄连汤主之。"从中可以看出，治疗误下而成的协热利，张仲景用葛根黄芩黄连汤。葛根黄芩黄连汤中，葛根可以解表透热，是一个治疗表热的药；黄芩、黄连治疗半表半里的热毒之邪。通过葛根黄芩黄连汤，就可以引火出表，给火邪以出路，使半表半里之邪通过表而祛。

第二，"引火出里"。《伤寒论》第154条云："心下痞，按之濡，其脉关上浮者，大黄黄连泻心汤主之。"书中记载此方的煎药法是麻沸汤渍大黄、黄连，即用开水泡大黄、黄连，而不使用煎煮法。此时半表半里的热邪有出里的趋势，张仲景就使用大黄黄连泻心汤来引热走里，通过大黄将半表半里的热引到里部，使半表半里的热由里而走。从煎药法来看，此方目的不是用大黄、黄连来泄里部之热，而是将半表半里之邪热引到里部，使邪热从里而走。因此，从煎服法我们可以看出，张仲景是借里部阳明之道，去除半表半里之邪热。

第三，"引热出表"。《伤寒论》第63条云："发汗后，不可更行桂枝汤，汗出而喘，无大热者，可与麻黄杏仁甘草石膏汤。"后世医家将此条文中的热称为肺热，就是通过麻黄杏仁甘草石膏汤，将半表半里的郁热由肺出表。

第四，"引热出里"。《伤寒论》第70条云："发汗后，恶寒者，虚故也，不恶寒，但热者，实也。当和胃气，与调胃承气汤。"从中可以看出，调胃承气汤也是引热走里。此条的调胃承气汤证，仅仅是一种无形之热，尚未形成大便燥结、阳明里实的症状。半表半里的邪热，有走里的趋势，张仲景通过调胃承气汤，将半表半里之热借阳明之道，从里而走，达到治疗半表半里无形之热的目的。

以上四种就是张仲景治疗温病所用的"引法"，即引火出表、引火出

里、引热出表、引热出里。

3. 转法

张仲景在治疗热病时，还有一点值得注意，即热病转阴、火毒转阴的治疗方法。比如热极转阴，张仲景使用白虎加人参汤治疗。《伤寒论》第26条曰："服桂枝汤，大汗出后，大烦渴不解，脉洪大者，白虎加人参汤主之。"此证本是麻杏石甘汤证，误服桂枝汤之后，热病热治，出现大汗出、烦渴不解、脉洪大的症状，张仲景用白虎加人参汤治疗。这就是半表半里的热证通过误治之后，转向少阴的趋势，张仲景用阻断法扭转这种转阴的趋势。

关于这一条文，后世医家一提到白虎汤，都会说是白虎四大证。我们来看看条文。《伤寒论》第168条云："伤寒，若吐，若下后，七八日不解，热结在里，表里俱热，时时恶风，大渴，舌上干燥而烦，欲饮水数升者，白虎加人参汤主之。"第169条云："伤寒，无大热，口燥渴，心烦，背微恶寒者，白虎加人参汤主之。"第170条云："伤寒，脉浮，发热无汗，其表不解，不可与白虎汤。渴欲饮水，无表证者，白虎加人参汤主之。"第222条云："若渴欲饮水，口干舌燥者，白虎加人参汤主之。"从这些条文我们可以看出，麻杏石甘汤证经过桂枝汤误治后，就会形成白虎加人参汤证，就会出现大汗出、大烦渴不解、脉洪大。因此，教科书中的白虎汤四大证，实际上是白虎加人参汤证的四大证，在《伤寒论》条文中，我们是看不到白虎汤大汗、大烦、口大渴、脉洪大这四大证的。

白虎加人参汤在四大证背后，还有转阴的趋势，就是背微恶寒，这个非常重要。背微恶寒这个症状，就是心气虚的表现，热极伤阴，就形成了背微恶寒，这时就要重视起来，张仲景就使用人参来救逆，阻断向少阴转化的趋势。

火也可以转阴，火证转阴，张仲景所使用的方剂是附子泻心汤。刚才

说到大黄黄连泻心汤是引火出里的方剂，但是这种火毒也伤阴，最后就出现转少阴的趋势。《伤寒论》第155条云："心下痞，而复恶寒汗出者，附子泻心汤主之。"在条文中，复恶寒，刘老认为应该是背恶寒的一个错简。在三黄泻心汤证里出现了背恶寒，这是有半表半里的热毒转阴的趋势。张仲景在大黄黄连泻心汤里加进附子来回阳救逆，使少阳火毒之证转阴的趋势得到逆转。

矛盾着的双方总是依据一定的条件向各自相反的方向转化，就是物极必反。阳热炽盛用白虎汤，转少阴后形成白虎加人参汤证；泻心汤证转少阴，形成附子泻心汤证。通过对《伤寒论》清热、解毒、泻火类方剂的整理，我们会发现张仲景的《伤寒论》已经齐备了治疗温病的方剂大法。半表半里的热实证，基本涵盖了温病学派除卫分证以外，气分证、营分证和血分证基本的辨证方法。

温病学派的卫分证，就相当于《伤寒论》中的表阳证；气分证就是白虎汤证、竹叶石膏汤证、三黄泻心汤证及栀子豉汤证；火毒伤阴、伤津出现的黄连阿胶汤证，是气分证向营分证、血分证的转化。所以，《伤寒论》对温病的基本治疗原则、治疗方剂是具备的。

二、枢阴病

枢阳病的病性为热为实，同样与枢阳病相反就是枢部的虚寒证，即枢阴病。枢阴病的核心证是心动悸，因为胸腔里面有心和肺，是半表半里的主要脏器和主要部位。半表半里的虚寒证主要就是心肺功能的低下，故核心证就是心动悸；纲领证是心动悸，背恶寒，短气，脉微细；诊断部位是心胸后背，即胸腔的前后；治疗原则是温阳益气，强心回阳；治疗主方是附子人参汤。附子人参汤就是《伤寒论》中的附子汤，其中附子是主药，

人参是副主药，为了强调主药、副主药的作用，重新命名为附子人参汤。

半表半里虚寒证，即枢阴病。《伤寒论》第281条云："少阴之为病，脉微细但欲寐也。"第177条云："伤寒脉结代，心动悸，炙甘草汤主之。"从条文看，半表半里虚寒证是以心功能不全为主要病变表现。心功能不全，有效血循环量减少，就表现出一组证候群，故陆渊雷就说："少阴病者，乃全身机能衰退之病也。"章太炎也说："少阴心悸疾也。"因此，少阴虚寒的主要症状是心动悸，是少阴证的必见之症，我们叫必要条件。同时伴随心慌、心悸，就会出现短气、背恶寒、脉微细这样一组证候群，我们叫充分条件，这样就构成少阴证的纲领证。

心动悸作为核心证，就概括了半表半里虚寒的病位、病性。大家在临床上就会发现，慢性心衰病人的背恶寒，是心阳虚的预兆，故背恶寒是诊断心衰的一个可靠的指征。因此，在很多情况下，心功能不好的病人在门诊就说后背、肩胛骨之间巴掌大的地方怕冷，就是背恶寒的症状。刚才我们就谈了，白虎汤出现这样的症状，就用白虎加人参汤；泻心汤里出现这样的症状，就要用附子泻心汤。因此，半表半里的虚寒证，即三部六病命名的枢阴病，是心阳虚衰引起的半表半里虚寒证，波及全身，以心脏为主要病变部位，故出现心动悸、短气、背恶寒、口中和、怕冷、脉微细等一系列证候群，张仲景给予的治疗方法就是强心壮阳、回阳救逆。

张仲景用附子来命名附子汤，这里是有学问的。方中有附子、人参，但张仲景没有命名为"人参汤"，也没有命名为"附子人参汤"，张仲景用附子汤来命名，所以说附子在这里起着非常重要的作用。心阳虚出现心衰，张仲景用四逆汤来救逆，四逆汤中也有附子。张仲景给出了半表半里虚寒证出现心阳衰竭的基本治疗原则，其中附子是主药。

在临床上，后世医家用独参汤治疗心衰，《伤寒论》中张仲景治疗心衰用附子强心回阳。药学研究也证明，心衰的时候用附子，使心跳能够很

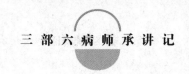

快恢复，达到强心回阳的目的。如果过早使用人参，往往会加强心脏心肌的兴奋，有时会导致猝死。临床医家经常说"人参杀人无过"，实际上在治疗心衰的时候，我们首先想到的是附子。现在扶阳学派的兴起，包括李可老先生治疗心衰，破格救逆汤中大量使用附子，也是有道理的。治疗心衰时使用人参也是有条件的：心衰基本得到恢复后，才能使用人参，或者使用人参、附子，附子为主药，人参是辅药。如果单纯使用独参汤抢救心衰，往往适得其反。所以，刘绍武先生对我们后学经常说："心脏停跳的时候，不能使用人参，因为人参兴奋心肌，会抑制传导系统，加速病人的死亡。如果要使用人参，必须配用附子，而且更多的时候是不使用人参的，就用四逆汤、通脉四逆汤来急救，急救过来以后，附子、人参再同用。"

根据枢阴病临床表现的不同，张仲景也有一系列的治疗方法。下面我们简单做一下梳理。《伤寒论》第316条："少阴病，二三日不已，至四五日腹痛，小便不利，四肢沉重疼痛，自下利者，此为有水气，其人或咳，或小便利，或下利，或呕者，真武汤主之。"同样是少阴证心衰，如果出现小便不利，四肢沉重，就用真武汤，温阳化气行水。真武汤中附子辛热，壮阳散寒，附子仍然是主药。《伤寒论》第69条："发汗，若下之，病仍不解，烦躁者，茯苓四逆汤主之。"枢阴病如果出现手足逆冷，烦躁比较明显时，张仲景则用茯苓四逆汤治疗。茯苓四逆汤类同现在的强心回阳，通过利小便达到强心的目的，这是治疗半表半里虚寒证少阴证兼手足逆冷、烦躁非常好用的一个方子。

张仲景治疗半表半里虚寒证时，除了真武汤、茯苓四逆汤，还经常使用四逆加人参汤，这样就告诉我们在什么情况下可以使用人参，即少阴证兼见手足厥冷时，心动悸比较明显，张仲景就用四逆加人参汤。《伤寒论》第384条云："恶寒，脉微而复利，利止，亡血也，四逆加人参汤主之。"从方证的实际应用来看，"人参证"主要就是心动悸。所以，在临床

上，我们使用附子与人参，附子有附子的适应证，人参有人参的适应证。同时，人参作为一味强心药，也有它的禁忌证，不能一见心衰就用独参汤。如果不能区分附子证、人参证及它们的禁忌证，用药后就很容易造成猝死。

《伤寒论》第177条云："伤寒，脉结代，心动悸，炙甘草汤主之。"这也是一个半表半里的虚寒证。临床上，我们用这个方剂主要治疗心动悸、脉结代，以及一些慢性病。《伤寒论》中，张仲景用此方治疗热病。有很多医家认为，炙甘草汤证就是病毒性心肌炎引起的心衰，最后出现了脉结代，心动悸，故炙甘草汤也是一个急救药。临床上的病毒性心肌炎属外感、发热最后所导致的心衰时，我们就用炙甘草汤急救，效果非常好。在这里，不是说炙甘草汤可以解决临床上遇到的所有心衰，而是我们要依据导致心衰的原因，以及心衰所处的不同阶段，使用不同的治疗方法。

三、枢部的部证

根据矛盾的对立统一法则，枢部除了枢阳、枢阴这种矛盾的对立，还有矛盾的统一。矛盾双方同时存在，共存于一个统一体，形成枢部的不寒不热、不虚不实，即出现非阴非阳这一类的证候群时，三部六病理论中将之命名为枢部的部证。枢部的部证就是《伤寒论》中的小柴胡汤证，具体就是胸胁苦满、往来寒热、心烦喜呕、默默不欲饮食；治疗原则就是和解阴阳；主药是柴胡、人参、黄芩。临床上遇到枢部分不清阴阳、分不清寒热虚实的情况，就用小柴胡汤治疗。

在人体中，表部在外，和空气接触；里部在内，与饮食接触；半表半里居外与内之间，属于纯粹的、实质性的"里"，是以气血的循行来沟通表里，贯通上下，起中间的作用。半表半里部的功能，是将表部呼吸进入

体内的氧与里部吸收的水谷精微合化，化为自身的血，形成半表半里的循环系统。半表半里部是整体的、人体的中心部位，决定着全身的变化。所以，半表半里的协调，一个是用柴胡、黄芩调节少阳，因为胸为至阳；二是用半夏、人参、甘草、生姜、大枣调节腹，我们经常说"胸为至阳，腹为至阴"。柴胡、黄芩来调胸，半夏、人参、甘草、生姜、大枣来调腹，达到阴阳双调、调节全身阴阳的目的，这也是小柴胡汤不仅能协调半表半里，还能协调全身的原因。

在《伤寒论》中，张仲景还扩大了小柴胡汤的治疗面。《伤寒论》第148条云："伤寒五六日，头汗出，微恶寒，手足冷，心下满，口不欲食，大便硬，脉细者……可与小柴胡汤。"条文中六证都出现了，表明小柴胡汤不仅能协调半表半里，还能协调同时出现的六证。六证都出现的时候，既不属表也不属里，而是属于半表半里全身的证候，张仲景也用小柴胡汤进行治疗。

刘绍武先生就根据小柴胡汤能协调半表半里之部证，进而将它扩大使用，创造性地提出了协调疗法。所以，由小柴胡汤来协调整体也是有依据的。枢部涉及的范围比较广，涉及的脏器也比较多，涉及的方剂也比较复杂，我们根据大的原则——一阴一阳之为道，阴阳的对立、阴阳的统一，认为在半表半里枢部发生病变，有枢阴、枢阳、枢部的不阴不阳，这体现了矛盾的对立及矛盾的统一性。

第五讲 三部六病的
十二单证、合证、兼证、合病

三部六病辨证论治体系，将人体划分为三个既相互独立，又相互联系的系统，即三部。每部中皆有寒、热、虚、实四类不同性质的病理反应，三部之中共有十二单证。十二单证是从六病分化而来。

一、十二单证

（一）表部有表热证、表实证、表寒证、表虚证四个单证

表热证的主证就是发热、恶寒，属于阳性的发热类型，其类证很多，比如身热、寒战、脉浮数、头项强痛，都属于表热证发热恶寒的类证；其治疗原则为辛凉解表；主药为葛根。《伤寒论》中，药证的概念是非常明确的，作为表热证，其主药是葛根。我们在学中药学的时候，与葛根同类的辛凉解表药非常多，如银花、连翘、青蒿、苇根、菊花等。在《伤寒论》中，张仲景除了列出药证以外，还为后世方剂学奠定了方根基础。后世很多的方剂学都是在《伤寒论》小方子的基础上演化而来的。如温病学派卫气营血辨证中，卫分证就是表热证，它的治疗方剂以银翘散、桑菊饮这一类的方剂为主，都是葛根甘草汤的类方。

表实证的主证是无汗而喘，那么和它相类同的非典型的症状有无汗、

恶风、骨节疼痛、项背强几几等；治法主要是发汗、祛风这一类的方法；主药是麻黄；在临床中，还有与麻黄相类同的药，如苏叶、荆芥、羌活、独活、葱白等；麻黄甘草汤是表实证的方根。后世医家的三拗汤，就是在麻黄甘草汤基础上演化而来的，这一类的方剂，都属于表实证的类方。

表寒证的主证是恶寒、肢节痹痛、四肢沉重、肢冷畏寒等这一类的症状；治疗原则是温阳通脉；主药是桂枝；临床中还有与桂枝相类同的药，比如桂皮、肉桂、桂心，还包括川乌、草乌这类药；参考方剂有桂枝甘草汤、乌头汤等。

表虚证的主证是手足冷、脉细，同时临床上还会出现一些与此相类同的症状，比如肢乏无力、懒动、脉沉微；治疗原则是养血通络，活血益气；主药是当归；与当归类同的药有川芎、芍药、丹参等。在表部虚证里面，还有一类药，叫益气药，以黄芪为主药。表虚证有两个虚，血虚与气虚。血虚，用四物汤为主的一类方剂；气虚，用玉屏风散、当归补血汤一类的方剂，这些都是表虚证的类方。在临床上我们要注意分清，血虚则以当归为主治疗，气虚则以黄芪为主治疗。

（二）里证有里热证、里实证、里寒证、里虚证四个单证

里热证的主证是日晡所发潮热，伴随主证还会出现谵语、手足濈然汗出等症状；治疗原则是泄下里热；主药是大黄；与大黄相类同的药很多，如番泻叶等泻药都是治疗里热证的；代表性方剂有大黄甘草汤，类方有大黄黄连泻心汤、栀子豉汤。在《伤寒论》中，大黄黄连泻心汤是清热痞的，现在多用于治疗胃黏膜出血。临床上，栀子豉汤是治疗反流性食道炎的，另外患者多见烧心、反酸、心中懊恼、反复颠倒、胸骨后食管烧灼感等症。再如左金丸，也是治疗里热的小方剂。在里部的不同部位，依次还有小陷胸汤、葛根黄芩黄连汤、白头翁汤等。

里实证的主证为胃家实，痰、水、血、食郁积在肠道，形成腹满、腹

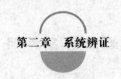

胀、大便硬、大便干等；治疗的原则是软坚通便；代表性的主药是芒硝；和芒硝功效接近的，如芦荟、麻仁、郁李仁这类药；代表性的方剂，比如麻仁丸、禹功散、芦荟胶囊等，其中芒硝甘草汤是代表性的方剂，是一个方根。

里寒证的主证是时腹自痛。时腹自痛就是腹部阵发性痉挛，就是胃寒、胃肠痉挛引起的；与时腹自痛相类同的症有腹中冷、下利清谷、自利不渴等，这些都是里寒证的表现；治疗原则是温中散寒；主药是干姜，与干姜功效类同的中药有砂仁、豆蔻、小茴香、良姜等；甘草干姜汤是里寒证的方根，同时理中汤、吴茱萸汤也是里寒证的类方。

里虚证的主证是腹满。腹满就是按之软，病人自觉腹部胀满；与腹满相类同的症状还有食不下、胸下结硬、便溏等；治疗原则是健脾燥湿；主药就是苍术；类药就是白术这一类健脾燥湿药；在临床上，半夏厚朴汤、厚朴生姜半夏甘草人参汤、枳术丸、异功散等都是治疗里虚证非常好用的小方子。

（三）枢部有枢热证、枢实证、枢寒证、枢虚证四证

枢部热证的主证是胸中烦热，其类证有身热烦、口苦咽干、小便黄赤、口渴、寒热往来等；治疗原则是清热泻火；代表性的药物是黄芩；同时黄连、黄柏、栀子、石膏、知母、玄参、生地黄这类清热、解毒、泻火、滋阴的药都属于半表半里热证的类药；枢热证的代表方剂有白虎汤、清营汤、导赤散等。

枢部实证的主证是胸满。胸中烦满、心烦喜呕、急躁易怒、善太息、胸闷胸憋这些症状都是枢实证的症状；其治疗的原则是疏郁理气；其主药是柴胡，比如香附、苏梗、乌药、郁金等药物都是柴胡的类药；《伤寒论》中的附子甘草汤、四逆散就是枢实证的一个方根，后世出现的柴胡疏肝散等方剂也是枢实证的代表方剂。

枢部寒证的主证是背恶寒，也就是后背两个肩胛之间的部位恶寒，背恶寒的类证有身寒、倦怠、怕冷等；其治疗原则是温通心阳；主药为附子；相类似的大热药物如天雄、乌头等;《伤寒论》中的附子甘草汤、四逆汤为治疗枢寒证的方根。

枢部虚证的主证是心动悸，心悸短气、惕惕不安、心慌这一类症状为其类证；治疗的原则是补益心气；代表性的药物就是人参，与人参这味药比较接近的药物有太子参、党参、西洋参、黄精、玉竹、五味子、麦冬等，这一类药物都是补益心气、强心的药物；代表性的方剂可以参考独参汤、生脉饮。

三部六病将人体划分为三部，每一部包含四证，一共十二个单证。十二个单证有十二味主药，我们都可以称其为将军之药：表热葛根，表实麻黄，表寒桂枝，表虚当归，里热大黄，里实芒硝，里虚苍术，里寒干姜，枢热黄芩，枢实柴胡，枢寒附子，枢虚人参。在整个药物学里，我们可以用这 12 味药为基础进行药物学分类。

二、合证

十二单证是中医辨证论治中的基本单元，不能再分了。例如表部的表热、表寒、表虚、表实，就是最小单元。十二单证之间相互复合，我们叫合证，可以出现两个单证复合、三个单证复合，至多四个单证相互复合。四个单证以上相互复合，就形成了六病、部证、兼证等其他复合形式。

例如，《伤寒论》中的代表方剂麻黄汤，是一个表寒证和表实证两个单证的相互复合，就叫表寒实证。很多朋友非常喜欢用麻黄附子甘草汤、麻黄附子细辛汤，用三部六病的理论对这两个方子进行归类：麻黄属于表实证，附子属于枢寒证，这两个方剂就是表实与枢寒的合证。又例如，很

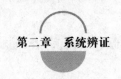

多朋友喜欢用附子泻心汤，用三部六病的归类方法，枢寒证用附子，里热证用泻心汤，那这个方子就属于枢寒证和里热证的合证。

再举一个例子，《伤寒论》第 174 条云："伤寒八九日，风湿相搏，身体疼烦，不能自转侧，不呕、不渴、脉浮虚而涩者，桂枝附子汤主之。"桂枝附子汤就是表寒证和半表半里的寒证的合证。我们还可以看《伤寒论》第 79 条 "伤寒下后，心烦、腹满、卧起不安者，栀子厚朴汤主之"。这个方剂就是枢热证与里虚证的复合证。其中枢热证用栀子、淡豆豉，里虚用厚朴。《伤寒论》中好多小方子都是以这种合证的形式出现的。

两个单证相互复合，包括相同部位两个单证的相互复合、不同部位两个单证的相互复合，共计能出现六十种证型。同部位两个单证的相互复合，如表热表寒、表实表寒、表热表虚、表实表虚；不同部位的相互复合如表热枢热、表实枢热、表热枢实、表实枢实、表热枢寒、表实枢寒、表热枢虚、表实枢虚等，在这里就不一一列举了。

三、兼证

三部六病里还有一个复合形式是兼证，兼证就是六病和十二单证复合。比如，《伤寒论》中的桂枝加葛根汤证，其中桂枝汤是治疗表虚寒证、表阴病；葛根辛凉解表，是治疗表热的，故桂枝加葛根汤证是表阴病兼表热证。桂枝加大黄汤证是表阴病兼里热证。白虎加人参汤证就是枢阳病兼枢虚证。柴胡加芒硝汤证，是枢部部证兼里实证。所以，兼证就是六病（即表阳病、表阴病、里阴病、里阳病、枢阴病、枢阳病）与其他十二单证相互复合的形式。

按照三部六病的理论体系，这种兼证的形式就是六病兼见一证，可以出现六十种证型。比如说，表阳病兼表寒证、表阳病兼表虚证、表阳病兼

枢热证、表阳病兼枢实证、表阳病兼枢寒证等。我们治疗的原则就是兼证兼药，用六病的主方加上兼证的主药。

刚才列举了桂枝加葛根汤的例子，在《伤寒论》里这样的兼证很多，比如《伤寒论》第173条"伤寒胸中有热，胃中有邪气，腹中痛，欲呕吐者，黄连汤主之"，就是太阴病兼枢热证，这是一个上热下寒的兼证。再举个例子，表阴病兼里寒证，即手足逆冷，脉细欲绝，其人内有久寒，又干呕吐涎沫，头疼，可以用当归四逆加吴茱萸汤。

四、合病

合病是由不同部位的六病复合而来。在合病中，有阳病与阳病相互复合，有阴病和阴病相互复合，有阳病和阴病相互复合；有两部相互复合，也有三个部相互复合。《伤寒论》中这种合病的方证也是特别多的。

三部六病的合病与《伤寒论》中的合病是两个概念。比如说防风通圣丸，防风通圣丸就是一个三阳合病，临床症见"恶寒，壮热，头疼，咽痛，小便短赤，大便秘结，瘰疬突起，风疹湿疮"，就是表阳病、枢阳病、里阳病的合病，即三阳合病。《伤寒论》第357条云："伤寒六七日，大下后，寸脉沉而迟，手足厥逆，下部脉不至，咽喉不利，唾脓血，泄利不止者，为难治，麻黄升麻汤主之。"这个条文中的"寸脉沉而迟""下部脉不至""手足厥逆"都属于表阴病；"咽喉不利""唾脓血"属于枢阳病；"泄利不止"是个里阴病，即麻黄升麻汤证是表阴病、里阴病、枢阳病的合病，也是三部合病。

在三部六病里面，合病的证型共有二十种，其中两部相合的合病有十二种，即太阳少阳合病、太阳阳明合病、太阳少阴合病、太阳太阴合病、厥阴少阳合病、厥阴阳明合病、厥阴少阴合病、厥阴太阴合病、太阴

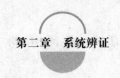

少阳合病、少阳阳明合病、阳明少阴合病、少阴太阴合病。如果三部相互复合，共有八个合病，即太阳少阳阳明合病、太阳少阳太阴合病、太阳少阴阳明合病、太阳少阴太阴合病、厥阴少阳阳明合病、厥阴少阳太阴合病、厥阴少阴阳明合病、厥阴少阴太阴合病。

五、杂病

《伤寒论》中单证、合证、兼证都有，但是没有给出明确的概念。三部六病给出了明确的定义，十二单证中两个证、三个证或四个证复合而不形成六病就是合证；六病加一个单证叫兼证；六病与六病之间相互复合叫合病，这样就有了兼证、合证、合病的复合形式。另外，还有一种更加复杂的复合形式，《伤寒论》中叫坏病，除去六病、部证、十二单证、合病、兼证、合证之外的相互复合形式，就成为杂病，也叫坏病。临床上误治以后，就会形成各种错综复杂的病证。如《伤寒论》第16条云："太阳病三日，已发汗，若吐，若下，若温针，仍不解者，此为坏病，桂枝不中与之也。观其脉证，知犯何逆，随证治之。"第267条云："若已吐、下、发汗、温针，谵语，柴胡汤证罢，此为坏病，知犯何逆，以法治之。"那么，复杂、多变的坏病，就应当采取协调疗法进行治疗。

六、证的概率

通过这样简单的归类后，《伤寒论》就有了十二单证、六病、部证、合证、合病、兼证、杂病，有了这些复合形式，我们就能推算出人体的基本证型大概有多少。马克思说过，一种科学只有在成功地运用数学时，才算达到了真正完善的地步。我们用排列组合的方式相互组合：十二个单证

相互组合，只出现一个单证的情况有十二种，两个单证相互复合就是六十个，然后以此类推三个单证复合、四个单证复合、五个单证复合……十二个单证复合，那么十二单证从一到十二组合下来，能组合多少种证型呢？大家就可以用排列组合的公式来计算，结果就是4095个证型。

中医讲究辨证论治，当有人问我们中医有多少个证型的时候，我们是回答不出来的。如果我们使用三部六病这样一个规范化的辨证论治方法，就可以计算出人体有多少个证型。根据这个排列组合的方式，我们将人体的证型，像元素周期表一样列出来。在每个医生的行医生涯中，不可能见到所有的病证，但我们可以列出中医证型的周期表（即4095个证型），将历代医家已有的病案、有效方剂填充到周期表中，尚未发现的病证可以空出来待后人补充。这样历代医家一共发现了多少种证型，还有多少没有发现，就一目了然，这样中医就会走向规范化、数字化时代。

刘绍武先生创立的三部六病辨证论治体系，以十二单证作为基础证，排列组合后能组合出4095个证型。刘老示人以法，就是告诉我们，一切的辨证论治都不出这一个法，至于临床上每个病人的具体表现形式，要么是合证，要么是兼证，要么是合病，或者是部证，或者是坏病，不管是哪种形式，我们在辨证论治时，都要找到一个法，给出一个治疗原则。

张仲景在《伤寒杂病论》序里写道："……《伤寒杂病论》，合十六卷，虽未能尽愈诸病，庶可以见病知源。若能寻余所集，思过半矣。"也就是说张仲景示我们以法，《伤寒论》112个方不可能穷尽所有的病。但是张仲景以案例的形式给我们教学说明，如合证、兼证、合病、部证、杂病，然后让我们沿着这样一条法则、思路、原则，了解疾病的发生、发展的规律。

来了一个病人，我们要先定病位，再定病性（寒、热、虚、实），然后再具体辨别是六病，还是部证，还是合病，还是兼证，还是合证，这样才能确立治疗原则，才能处方用药。

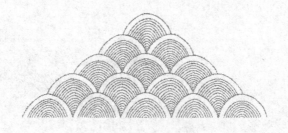

第三章
整体气血论

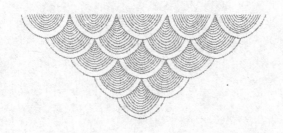

第一讲 整体内涵与整体病的表现形式

三部六病辨证论治理论体系的内容主要来源于《伤寒论》的三阴三阳辨证，是对仲景学说思想的继承和发展。整体气血论和局部证治观，是刘绍武老师的原创性内容，与中医文献及现行主流中医学说多有不同。

一、三种生命形式

1. 体生命

体生命又叫植物生命，来源于泥土，复归于泥土，其特征为不知不觉，自然生长。我国有女娲用泥土造人的传说，《圣经》中也有上帝用泥土造人的记载，都折射出人的生命当中有出于泥土的植物生命的存在，这就是体生命。

体生命如同一倒置的植物，头颈部即植物的根颈，毛发如同根毛，口鼻是植物最原始的摄取养分的通道。人的躯干相当于植物的干，四肢如同植物的枝，手足则是植物的叶。有些植物具有人形特性，如人参、何首乌等，植物人是植物生命的体现。

2. 魂生命

魂生命也叫动物生命。动物生命与植物生命的区别在于神经系统的感知和运动。头颈从泥土中解放出来之后，扩大了动物生命的活动空间，动

物生命的特征为趋利避害。人脑是魂生命的载体。一切情欲皆出于脑，魂生命的活动必须依附于体生命，离开了体生命，魂生命也就失去了物质基础。

3. 灵生命

灵生命也叫人生命。人为万物之灵，独立于天地之间。灵生命的特征是明辨是非，具有良知良能。灵生命存在于人的"心"中，故又称"心灵""良心"，广义曰"神明"。《周易·系辞下》说"以通神明之德"，"神而明之存乎人"，即此意。《素问·天元纪大论》有云："阴阳者，神明之府也。"《素问·六节藏象论》说："心者，生之体，神之变也。"《灵枢·本神》也说："神气舍心。"

二、机体整体性的结构层次和功能划分

人体是一个小宇宙，构成它的两类物质，一类是动态的气血，周流不息，弥散全身，外动而内静，为用而中有体，达成了机体的整体性和统一性。另一类物质是静态的框架，相对恒定，功能专一，外静而内动，为体而中有用，形成了机体的局限性和特殊性。这两类物质动静相依，体用互补，如河洛二象，共同维系着人体的生命活动和生理功能。

气血和框架在相互融合和不断分化的过程中，逐渐形成了机体赖以生存的既相互独立，又相互联结的三个系统——表部、里部、枢部。表部接纳天地之气，里部受纳水谷之气，枢部合二为一，化天地之精微，生成人之血气。这样就完成了机体生长发育的过程。

机体在自然界中是一个具有无穷无尽联系的结合体，也是一个纵横交错，多层次，有本质和现象、局部与整体、内容与形式等网络式的客体，其中每一部分都是与整体密切相关不能分割。列宁说："身体的各部分，只

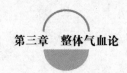

有在其联系中才是它们本来的那样，脱离身体的手，只是名义上的手，机体只有联系在一起，才具有活生生的意义。"整体是由部分构成的，但它不是各个部分机械的综合，整体一旦形成就产生了整体的性质，而整体的特性体现了质的飞跃，绝非组成它的各个部分的特性相加，这种性质就是整体性。由于整体性的存在，使机体的一切活动统帅到意识高度的指挥下，受到中枢神经系统支配调节。机体的整体性表现在气血上，通过气血的循行，达成机体的统一。

1. 血为体之帅，生化之源，功能之本

《灵枢·营卫生会》说："人受气于五谷，谷入于胃，以传于肺，五脏六腑皆以受气，其清者为营，浊者为卫，营在脉中，卫在脉外，营周不休。"《灵枢·营卫生会》还说："营卫之道，内谷为宝，谷入于胃，气传之肺，流溢于中，布散于外，精专者，行于经隧，常营无已，终而复始。"血液是流行于血管内，由心脏推动不断循环的流体组织，它是体液的重要组成部分，是动物进化的产物。《素问·经脉别论》说："食气入胃……浊气归心，淫精于脉，脉气流经，经气归于肺，肺朝百脉，输精于皮毛，毛脉合精，行气于府，府精神明，留于四脏，气归于权衡。"血液在心脏和血管组成的循环系统中按一定的方向流动，周而复始，主要完成体内的物质运输，使机体新陈代谢不断进行。血液不足一分钟就在体内循环一周，体内各分泌腺分泌的激素，或其他体液因素，通过血液运输，作用于相应的靶细胞，实现机体的体液调节。机体内环境理化特性相对稳定的维持和血液防卫功能的实现也都有赖于血液的不断流动。《素问·五脏生成》说："肝受血而能视，足受血而能步，掌受血而能握，指受血而能摄。"血液在体内周而复始的循环，所到脏腑组织器官的不同，所表现的功能各异。血是机体无处不到、周流不息的整体性物质，是机体各种功能活动的物质基础，故曰：血为体之帅，生化之源，功能之本。

2.气为血之帅，气化之源，性情之根

气是机体的生物电系统，是人体生命活动的基本形态和动力来源。气的本质就是电，是能量的一种存在形式，主要由神经系统来完成，同时也包括细胞膜上的生物电。它是人体敏感性最强、传导速度最快的调节系统。气为血之帅，血为气之母，气的物质基础是血，血的生成运行又依赖气的推动。

人体各器官、系统的功能都是直接或间接处于神经系统的调节控制之下，神经系统是整体内起主导作用的调节系统。神经元是神经系统的结构与功能单位。神经传导是依靠局部电流来完成的，冲动传导具有双向性和相对不疲劳性。神经纤维分为自主神经、传入神经、传出神经三类。神经突触传递功能有兴奋性和抑制性两种，神经的传导除了电信号传导外，更多是由神经物质进行信息传导。这种生物电传导和化学物质的传导并存现象，即传统意义上的"气血同源""血为气母"。

神经对所支配的组织能发挥两方面的作用，一是改变组织的功能活动，即功能性作用，中医称之为气的气化功能；二是持续调节被支配组织的内在代谢活动，影响其持久性结构、生化和生理的变化，称为营养性作用，中医称为气的温煦功能。《难经·二十三难》说"气主煦之"，《素问·刺志论》也说"气实者，热也，气虚者，寒也"，这都体现了"气为血帅""气行则血行"的原理。

孔子说："天命之谓性……弗学而能。"《孟子》也说："食色性也。"性是人的一种本能。《七部要语》说："人之禀气，必有情性。"又说："情出于性……欲由于情。"荀子也说："人生而有欲……欲不待而得，所受于天……欲者，情之应也。"欲就是欲望，情欲即好恶喜怒哀乐，是人最基本的精神活动形式。

情绪与个体的需求或目的是分不开的，情绪是以需求为中介。凡是与

人的需求无关的事物，人对它无所谓情绪。"欲者，情之应也"，"欲由于情"。情和欲互为因果，需求即欲望，古人称为六欲，包括色、食、动、止、生、死，是个体的心理活动和行为的基本动力。一般分为生理需求和心理需求（或物质需求和精神需求）。生理需求是对维持其个体生存和种族延续所必需的条件，心理需求是对维持社会发展所必需的条件。

根据人体生命分为体生命、魂生命、灵生命三种生命形态，人体的需求也可分为三种。体生命的需求是最基本的需求，是个体生存和种族延续的需求，故古人说："食色性也。"魂生命的需求是社会化的产物。物质财富的需求是一种安全意义上的需求，名誉、声望、权势的渴望是基于一种尊严意义上的需求。灵生命的需求是种超越自我的需求，是种纯精神领域的追求，包括信仰和道德规范，这是人类所独有的。

3. 志为气之帅、意识之源、行为之由

人脑是人类行为和经验的物质基础，是志的载体。《素问·脉要精微论》说："头者，精明之府。"心理是脑的机能，人脑是动物进化的产物，是生命的最高统帅，是高度集成化的气系统，主要功能是产生意识并通过意识来调控气血的运行。

意志是在需要和动机的基础上自觉地确定目的，并根据目的来支配、调节自己的行为，克服困难，从而实现预定目的的心理过程。意志过程是人类特有的，其基本特征在于：意志行动是有自觉目的的行动。在行动之前，行动的目的已存在于人的头脑之中，并以此来指导自己的行动。意志行动是以随意运动为基础的，随意运动是由人主观意识控制和调节，具有一定的目的要求和目的指向的运动。随意运动是意志行动赖以实现的条件。如果没有随意运动，意志行动就无法实现，意志在每个人身上的表现有所不同，但一般把意志品质归纳为自觉性、果断性、坚韧性和自制性四个方面。意志品质与世界观、信念、修养等有极为密切的关系。

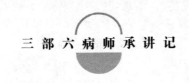
意识是与语言有关的那一部分心理活动，换言之就是人们注意到的清晰的感知觉、情绪意志、思维等活动。意识可分为潜意识、现实意识、前意识。潜意识是不能被个体感知到的那一部分心理活动，例如本能的欲望，已经被意识遗忘了的童年经历等。前意识指目前不在意识之中，而又能带到意识区域的心理活动过程。潜意识的欲望只有经过前意识的审查认可，才能进入意识。潜意识是生物性的本能冲动，具有即刻被满足的倾向，遵循"唯乐原则"，存在于体生命之中，有人称为"本我"。现实意识顺应外在的现实环境，以保护个体的安全性，遵循"现实原则"，存在于魂生命之中，也有人称之为"自我"。前意识即所谓的良心、良知、良能，其特点为明辨是非，分清善恶，对人的动机行为进行监督管制，使人格达到完善的程度，前意识存在于灵生命之中，有人称为"超我"。

4. 神为志之帅、人格之本、德性所在

神在志之上，为志之帅，其载体为阴阳。《素问·阴阳应象大论》说："阴阳者，天地之道也，万物之纲纪，生杀之本始，神明之府也。"神明即人的灵生命，它既是起始的，也是终结的，既是最高的，也是最低的生命表现形式，所以《素问·生气通天论》说："神之本，本于阴阳。"心为灵之所，物之任，《灵枢·本神》说："生之来谓之精，两精相搏谓之神，随神往来谓之魂，并精而出入者谓之魄，所以任物者谓之心。"《灵枢·邪客》也说："心者，五脏六腑之大主也，精神之所舍也。"《素问·灵兰秘典论》也说："心者，君主之官，神明出焉。"心脏是神明的主宰，血液是神明的物质基础，《灵枢·本神》说："心藏脉，脉舍神。"《灵枢·营卫生会》曰："血者，神气也。"

《周易·系辞下》说："能通神明之德，以类万物之情。"《周易·系辞上》说："神而明之存乎其人，默而成之，不言而信，存乎德性……圣人以此斋戒，以神明其德夫。"神的显现在于斋戒，类似于气功修行的"胎

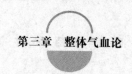

息""辟谷"等。《素问·生气通天论》说:"故圣人传精神,服天气而通神明。"神的功能在于化德行,明事理。《周易·系辞上》说:"神以知来,知以藏往……神武而不杀者夫,是以明于天之道。"神即"灵感""心灵感应"。"一阴一阳之为道","道成肉身"即产生了神明。

三、整体八要素

机体的整体性涉及三个生命体,即体生命、魂生命、灵生命三个层次,我们将它概括为整体的八要素。

1. 气血的统一性

机体的整体性表现在气血上,通过气血的循行达成机体的统一,气为血帅,血为气母,气血异名而同类,功能上表现为高度的统一性。气的载体为神经,血的载体为血管,气血的统一性表现在中医的经脉上,经脉是神经和血管的中间环节和中间状态,因此我们说经脉具有运行气血、联络周身的作用。所以说,手足十二经、奇经八脉是机体的信息通道和网络体系,其生成规律遵循着三极六爻的宇宙模式,同时也是机体整体性之"环道"的物质基础,这种经脉运行的物质,我们把它叫作经气、血液。

2. 生态的自主性

《周易》里记载:"男女媾精,万物化生,乾道成男,坤道成女。"人体从一个受精卵开始发育,十月怀胎到呱呱坠地,这就是一个从整体状态演变成各个元素的独立状态,由原始的统一状态直接分化为彼此独立的因果链的过程,那么这个过程就叫渐进分异。渐进分异导致系统结构的分化,同时也使系统向复杂发展。这种发展是由机体内部的预觉性所决定,这种来自父母的精子和卵子的遗传密码即人体生态的自主性。所以人体生态自

主性是由遗传密码所决定的，也就是我们所说的 DNA 了。

DNA 分子的碱基有 U、A、G、C 四种，其中有三个相连的碱基便可以决定一个蛋白质的氨基酸，这样就产生了 4^3，即 64 种组合形式，为蛋白质构成的 20 种氨基酸提供了数理基础，简单来说——生态自主性由遗传密码决定，并且这种密码是有规律的。DNA 作为遗传物质，是基因的化学成分。DNA 分子，是由 2 条多核苷酸相互缠绕所形成的双螺旋结构，2 条长链是依靠碱基间的氢键来互补配对，即 A、G、T、C，T、A、C、G 等四种组合形式，在遗传密码中，氢键的数分为 6、7、8、9 这四种不同类型。其中，9 者 8 种，8 者 24 种，7 者 24 种，6 者 8 种，总共 64 种，所以 6、7、8、9 分别为大衍筮术中的三变之数。

3. 层次的有序性

现代物理学认为，基本粒子的结构是由夸克组成。6 种夸克组成强子，强子之间作用通过胶子场实现，胶子场的 8 种胶子，简称八重态，这与三极之道、六爻之动的六爻八卦宇宙结构的生成模式是完全一致的。人体从单个细胞逐渐形成双胚层、三胚层，从胚层到组织，从组织到器官，从器官到系统，最后形成三个层次、八个系统的有机体。整体过程执行着一种严密的等级秩序和层次有序性。

4. 结构的功能性

结构反映了机体各要素在空间的秩序，功能反映了机体各要素在时间中的秩序，结构和功能是不可分的，归根到底是一回事。在生物界里，结构就是过程流的表现，任何事物都是在空间和时间上的秩序及科学的统一。我们中医将河图、洛书称为"河洛二象"，它反映了这一特征的时空规律，组成机体的各元素按河图的外静内动的先天生成方式，形成了机体的静态结构，就是框架。按照河图的外动而内静的后天运动形式，形成了机体这种动态物质，即气血。一定的结构产生一定的功能，结构和功能是

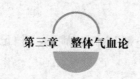

不可分割的统一体，是河洛二象性的统一。

5. 动态的平衡性

法国生理学家伯尔纳说："所有生命机制尽管多种多样，但是只有一个目的，就是保持内环境的稳定。"机体的功能就是人体所表现的各种生命现象，机体的最基本结构和功能单位是细胞，而细胞直接生成于细胞外液中，而后通过细胞外液再与外环境发生物质交换，由此细胞外液成为机体的内环境，细胞的生存对内环境的条件要求很严格，内环境各项理化因素的相对稳定性乃是高等动物存在的必要条件。

然而这种稳定不是静止的，而是由各种物质在不断转化中得到的一种相对平衡状态，这种平衡状态我们称之为稳态。《黄帝内经》记载曰："阴平阳秘，精神乃治。"这种稳态的保持需要神经－体液系统的不断调节。贝特兰菲认为，动态是系统保持静态的前提，是机体物质能量的性质存在状态。动态在系统中表现为相对的稳态，稳态不是静止，这就是《周易》中所强调的动静互补。

6. 形神的一致性

《黄帝内经》有载："有诸内，必形诸外。"《荀子》也记载："形具则神生，好恶喜怒哀乐藏焉。"张景岳也说："形者，神之体；神者，形之用；无神，则形不可活；无形，则神无以生。"这些都说明形、神是不可分割的统一体。

生之来谓之精，两精相搏谓之神，精与神同根同生，形与神通过心整合为一体，在心理上和生理上高度有序、协调和谐。形与神的关系如同物与候的关系，物候学是形神的基础，形是现象，神是本质。

7. 天人合一性

《素问·宝命全形论》曰："人以天地之气生，四时之法成。"人是天地变化的产物，是宇宙的微缩体和全息胚，人与天地之间，与自然界之间息

息相关，空气、阳光、水分等无时无刻不在影响着人体的各种生理功能和生长发育。所以，中医把人与整个宇宙作为统一体来看待，称天、地、人为三才，而不是独立存在的个体，人不能离开环境而独立存在。

一年四季，春生、夏长、秋收、冬藏，季节、气候与人体的生理、病理密切相关，昼夜、晨昏对人体有影响，地区、方域同样也与人体的生长、发育、病理相关。《素问·气交变大论》也记载曰："善言天者，必应之于人。"《周易》将天、地、人并称为三才，这些都是把人和宇宙作为一个统一体来看待的。

8. 意志的主导性

荀子说："志者，气之帅也。"说明主观能动性、意识反作用及意志主导性的重要作用。刘河间说："神能御其形。"张景岳也说："虽神由精气所生，然所以统摄精气而为运之主者，则又在吾人心之神。"这些都突出了意志对形体机能的主导作用，强调意识活动的反作用和统一于形体的主动性和主导性。

只有人才有真正的内心世界、心理活动和意识，作为这种社会现象，是人所独有的特征。列宁就说过："人的一生，不仅能反映客观世界，并且能创造客观世界。"自然界在人的活动所及范围内都打上了人的意志的印记。意志不仅影响人体本身，也影响着整个世界，自然界日益被人化了。

四、整体气血病

整体气血发生病变，三部六病称之为整体病。那么，我们如何来诊断、治疗整体病呢？近几年，随着身心医学的发展，同时当今社会心因性疾病，即心理因素导致的病变也越来越多，所以我们中医如何来把握这种整体气血、情志病变，也是面临的一个非常大的课题。

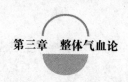

　　三部六病是刘绍武先生在长期的医疗实践中，总结出的一套整体气血病变、身心疾病、心理疾病的形成规律及诊断。刘老治疗整体病的主要方法，即以脉进行诊断。对于脉象，我们都有一种感觉：如果不是老师手把手地教，就会有种"心中了了，指下难明"的感觉。一个医生一种脉，非常不容易把握，特别是心理脉学更难把握。刘老在大量的临床实践基础上，发现了四个脉象，非常客观而且容易把握。

1. 四脉的形成机理

　　气血在人体内的正常循行是保证生命活动的基础，气血循行正常则人体生理功能正常，否则百病丛生。气血长期反复的、较规律的、慢性的偏逆，就会导致一系列慢性整体气血病的产生。气血偏离，究其原因有二：一是机体长期反复受到过度的怒、喜、悲、惧的精神刺激，导致大脑皮层的思维机能和支配功能出现障碍，出现运动功能和内脏活动的不协调；二是不良的饮食、环境等因素长期作用于人体，形成气血的慢性偏逆与障碍，从而发生机体的整体气血不协调。

　　机体依据解剖结构和生理功能分为三个系统，即躯壳系统、脏系统、腑系统。整体气血发生病变以后，整体气血的运行往往不是以表、里、枢的形式表现出来。《黄帝内经》就发现整体气血的升、降、出、入，气机、血液循环发生紊乱，是以上、中、下的运行趋势为表现形式，古人称之"三焦"。

　　不同的学术流派，对三焦有不同的划分，没有形成统一的认识，不好具体操作。如果将人体横切，就是表、里、半表半里的结构；如果将人体纵切，人体的解剖结构就会出现四个腔，即颅腔、胸腔、腹腔和盆腔，因此三部六病就提出"四腔学说"。颅腔、胸腔、腹腔、盆腔是人体重要脏器的所在地，也是气血调配的集散地，因而气血运行的障碍往往就集中表现在这些地段。如果气逆、阳亢于上，病变就会表现在头部；如果气血郁

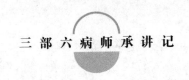

积，就会郁积于胸腔；如果肝郁气滞，肝胃不和，病变就会在腹腔；如果寒凝气滞、气机下降，就会出现在盆腔。这样气机的升、降、出、入，气血的运行就会集中表现在人体的颅腔、胸腔、腹腔和盆腔。

寸口脉，就是人体的微缩，刚才说人体是一个全息胚，那么头针也好，耳针也好，鼻针也好，腹针也好，都是运用生物全息的理论。关于凭脉，《黄帝内经》中是上、中、下全身取脉法，后来《难经》中演变为独取寸口法，说明古人在长期的医疗实践中发现，寸口脉可以反映全身气血脏腑功能的生理、病理状况，寸口脉是全身气血信息的窗口。《素问·五脏别论》中记载曰："五脏六腑之气味，皆出于胃，变见于寸口。"《难经》亦有记载："寸口者，脉之大会，五脏六腑之所终始。"所以寸口脉是人体的微缩，就好似平卧的人体。一般是寸、关、尺三部取脉，而三部六病的取脉法是五部取脉法，也就是寸之上，即上鱼际，尺之下一直到肘。因此，寸、关、尺、寸上、尺下，一共五部取脉法，而五部取脉法和《素问·脉要精微论》的取脉法是一致的，因此真正的五部取脉法来源于《素问·脉要精微论》。《脉要精微论》把寸口脉分为上竟上、上附上、中附上、中附下、下竟下五部分，并明确指出了前以候前，后以候后，左以候左，右以候右的基本原则。也就是说在人体的寸口脉上是五部取脉法，上竟上、上附上、中附上、中附下、下竟下，这和今天人体脏腑的解剖结构是对应的关系。

2. 四脉的临床表现

（1）溢脉　人体发生气血逆乱之后，如果气向上发生气逆，那么在寸口脉就表现出上鱼际脉，也叫溢脉。脉过寸，直达腕横纹甚至上鱼际，轻者可切之跳动，有时可看见其搏动。《难经·三难》记载"遂上鱼为溢，为外关内格，此阴乘之脉也"是太过。《灵枢·脉度》也有记载："阴气太盛则阳气不能荣也，故曰关；阳气太盛则阴气不能荣也，故曰格；阴阳俱

盛，不得相荣，故曰关格。"所以上鱼际脉就是外关内格，阴乘阳位，阴乘之脉，《难经》中明确叫作溢。

清代冯兆张在《锦囊秘录·脉诀》中有云："上鱼者，脉上于鱼际者。世人常有此脉，脉同病异，不可以一例论也，有两手上鱼者，有一手上鱼者。若平人神色充实而有此脉者，此天禀之厚，元神充满上溢于鱼也，其人必寿。若人素无此脉，一旦上鱼者，此病脉也。"清代陈修园的《二十八脉纲目》也有记载："或鳏寡思色不遂，心肝两部则洪长而溢鱼际，此是七情为患，而非有邪之脉也。"

清代的吴道源《女科切要·调经门》记载："若面黄肌瘦内热，是谓童痨，诊其肝脉，弦出寸口上鱼际，非药所能治也，急与之成婚，则阴阳和，自然经行而疾去矣，否则十死八九。"《金瓶梅》是部文学作品，它也同样记录了上鱼际脉（溢脉），第十八回有这样一段叙述："太医蒋竹山给李萍儿诊病后说，学生试诊病源，娘子肝脉弦，出寸口而洪大，厥阴脉出寸口，久上鱼际，主六欲七情所致。"

通过长期的临床观察和文献研究，我们发现，溢脉也就是上鱼际脉，它是一个肝阳上亢之脉，多有交感神经兴奋亢盛现象，提示阳性的病理反应。出现溢脉的患者，一般易怒、脾气急躁、个性要强，易失眠多梦、记忆力减退、头晕脑涨、目花耳鸣，属于肝阳上亢的范畴，提示患者的性格比较刚强，脾气比较急躁，对自己的性格采取一种压制态度，用理智克制自己的冲动的这种性情，长此以往大脑皮层功能失调，自主神经功能紊乱，交感神经处于一种兴奋状态，血管收缩，久而久之，在寸口脉上出现脉管向上移动，突出腕横纹以上，甚至达到拇指大鱼际的脉象。这种脉象的证候群一般都表现在颅腔这样一个范围，它的性格特点与气质类型是相关的，我们可以形象地称之为"王熙凤脉"。

（2）紊脉 也叫涩脉，即艰涩难行、脉律不齐、快慢不等、大小不

等、有力无力不等，我们称为三不等脉了。綮脉一般提示血行不畅，是心脏功能障碍的一个早期诊断。出现綮脉的人，他的气质类型和性格特征，一般是长期对别人采取好人主义，对自己采取一种克制、压抑，能不说就不说。这样长期对自己采取克制和压抑带来的危害，就是迷走神经兴奋，最后影响到窦房结，使窦性心律出现间隔脉，或者紊乱，形成綮脉。形成綮脉的患者，一般容易出现心烦心慌、胸闷气短、头晕眼黑、腰膝酸软、疲乏无力、下肢浮肿，这一系列的症状就标志着心脏功能的降低和有效血容量的减少。有此脉的患者主观上长期采取一种自我克制和压抑的态度，最后导致大脑皮层功能紊乱，扰乱了心脏的传导系统，使心肌的收缩力和传导的速度受到干扰，失去正常功能，使寸口脉在脉象上出现节律不等、快慢不等、有力无力不等的这种三不等的脉。綮脉表现为心脏的功能失常，它的病变部位就在胸腔，我们也可以称之为"薛宝钗脉"。

（3）聚脉　也称作聚关脉。表现为关部独大，寸脉和尺脉弱而不显，有明显的或者严重的，在关部聚而如豆、如杏核，如蚯蚓盘行，高出皮肤，有时候我们不用号脉，就能看见关部的脉明显高出而且跳动，它揭示的是气郁这种病理变化。李中梓将其描述为"两头低而沉下，中间突而浮起"。三部六病称为聚关脉。古人也发现了这么一种现象，《素问·脉要精微论》里记载"短则气病"，即寸脉、尺脉都弱，关脉独大，就提示肝气不舒，气郁的病理变化。《脉说》亦记载："有过于悲哀之人，其脉多短者，于此可占气之病也。"实际出现这样一个脉的时候，就可以出现胸胁苦满、心慌气短等胸胁的病变。这种患者多疑善叹息、胸胁苦满、心下痞硬，属于肝气郁结的范畴。凡有聚脉，一般性格内向、性情比较压抑、沉默寡言，有一件事情说不能说、道不能道，反复思考，不能言之于口、不愿告之于人，反反复复，百思不得其解。我经常说这类人容易钻牛角尖，比较敏感，我把这种脉称为"林黛玉脉"。长此以往，它会形成交感神经抑制、

迷走神经兴奋，显现一种抑制型的证候。

长期的迷走神经兴奋，它会引起血管的纵向收缩、横向扩张，所以在关部就聚而增大，横向扩张，甚至关部就像一个豆状，或者是一个花生米的这种形状。临床上非常常见，有的人叫它为郁脉，就是肝气不舒、肝气郁结的一个脉象。这个脉象，集中体现的病变部位，主要在腹腔，也就是上腹部、横膈上下肝胆脾胰胃这一带。肝气不舒、肝气郁结，就是以腹腔的这种病症为主要表现。

（4）覆脉　也叫长弦脉。脉管长而弦细，可以超出尺部，向后延续好几寸，《难经》有记载："遂入尺为覆，为内关外格，此阳乘之脉也。"有覆脉的病人，一般表现有腹部腹满肠鸣、腹泻腹痛、食欲不振、消化不良、皮肤萎黄、性功能障碍，女同志伴有白带清稀，或者出现奔豚疝气、寒湿内结、痰浊积滞于下腹部，即盆腔这个部位。出现覆脉的这类人群，他们的性格特征表现为个性比较固执，多为迷走神经兴奋，或者平素嗜食生冷油腻，导致大量黏腻的东西在肠道，尤其是升结肠这个部位积聚，我们称为"妙玉脉"。

人体胃肠道，从口腔至肛门，基本上是由上到下这样一个运行规律，唯有升结肠这一段蠕动是由下向上运动的，所以需要克服地心引力的作用。在这个部位，黏液就容易积存，黏液得不到顺利排空，就容易形成所谓的痰饮证，所以时常出现腹中雷鸣，辘辘有声。黏液潴留在这里，被吸收入血液，随血液循行就逐渐沉积于血管壁，年复一年，血管变厚、变硬，就出现这种长而弦的脉；黏液潴留在肠道，就可以影响结肠、直肠，形成慢性肠炎；如果凝滞在下焦，男性同志就可以出现前列腺炎，女性同志就可以出现盆腔炎，这类疾病主要反映盆腔有下焦虚寒的病理表现。

整体气血失调，我们通过脉象来反映人体的气血功能，在人体就可以形成四个脉，即溢脉、聚脉、絜脉、覆脉。四脉可以单独出现，也可以复

合出现。整体气血辨证，我们以脉象为切入口，通过四脉反映四种气质类型，通过四脉看出四种性格特征，通过四脉反映人体四种气血运行的病理改变，所以说四脉是三部六病诊断整体气血病变的主要依据。

四脉与四腔相对应，即溢脉——颅腔、紊脉——胸腔、聚脉——腹腔、覆脉——盆腔。故四脉辨证，我们也称为"四腔辨证"。四脉还与人的气质类型、性格特征相关联，形成气机失调、气血功能紊乱的四种病理变化和四种功能紊乱的状态。

整体气血发生病变，我们就可以通过四种脉，大概推断出机体气血功能紊乱的一个基本状态，这是中医的一个特色，同时也是刘绍武先生集一生之经验，形成的一个独特的诊疗体系。

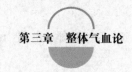

第二讲 协调疗法与整体病的治疗

一、协调疗法

机体的整体性表现在气血上，通过气血的循行达成机体的统一。人体整体气血失调普遍存在，成为许多慢性疾病的基本病因。因此，三部六病针对整体气血的不协调所形成的整体气血紊乱，创造性地提出协调疗法。

人体的三个生命现象——体生命、魂生命、灵生命，每一生命的存在都有其客体，即物质基础。身体是植物生命的载体，体生命中表部的不协调用葛根汤来协调，里部的不协调用生姜泻心汤来协调，枢部的不协调用小柴胡汤来协调，这是三部的协调，我们称之为"调体"。

整体是由部分构成的，但整体不是各个部分机械的组合。整体一旦形成就产生了整体的性质，而整体的特性体现了质的飞跃，绝非组成的各个部分的简单相加，这种系统质就是整体性。

1. 调血

血为体之帅，生化之源，功能之本。血液不足一分钟就在体内循环一周，体内各分泌腺分泌的激素和电解质通过血液的运输，作用于相应的靶细胞，实现整体体液调节。机体内环境理化特性相对稳定的维持和血液防卫功能的实现，也都有赖于血液的不断流动。《素问·五脏生成》有载:"肝受血而能视,足受血而能步,掌受血而能握,指受血而能摄。"血液在体内周而复始地循环,所到不同的脏腑组织器官,表现出的功能是各异的。血是机体无处不到、周流不息的整体性物质,是机体各种功能活动的物质基础。所以,整体的协调,第一步就是要"调血",也可以称之为"体液调节",包括精、津、液、血四个方面的调节。

2. 调气

气为血之帅,气化之源,性情之根。气是机体生物的电系统,是人体生命活动的基本形态和动力来源。人体各器官、系统的功能都是直接或间接处于神经系统的调节控制之下,神经系统是在整体内起主导作用的调节系统,神经轴突传递功能有兴奋性和抑制性两种,神经的传导除了电信号外,更多的是由神经递质进行信息传导,这种生物电传导和化学物质的传导并存现象,即传统意义上的"气血同源,血为气之母"。神经对所支配的组织能发挥两方面的作用:一是改变组织的功能活动,即功能性作用,中医学称之为气的气化功能;二是持续地调节支配组织内在代谢活动,影响其持久性的结构、生化和生理的变化,称为营养性作用,中医学称之为气的温煦作用。《难经·二十三难》记载"气主熏之",体现了气为血帅、气行则血行的原理。

气的运行称为气机,中医学把它分为升、降、出、入四种基本运动形式。升、降、出、入对立统一的矛盾运动,是运动之间的协调平衡,《素问·六微旨大论》记载:"故非出入,则无以生长壮老已;非升降,则无以生长化收藏。是以升降出入,无器不有。故器者生化之宇,器散则分之,生化息矣。"神经元之间的辐射元支和聚合元支,自主神经的双重支配、相互拮抗作用是神经系统对内脏调节的特点,包括正反馈、负反馈的双向作用,故整体协调第二步就是"调气",也就是"神经调节"。

3. 调情

情为气之帅，天性使然，欲望出然。情绪是一种与躯体功能联系最为密切的心理活动，也是一种心理状态。人的各种心理活动都是在一定的情绪背景下进行的，因而情绪也能直接影响人的一切行为活动，包括认知和意识活动的过程。孔子曾说"何谓人情？喜、怒、哀、惧、爱、恶、欲七者，弗学而能"，孟子也说"食色性也"，《七部语要》也记载"人之禀气必有情性""情出于性，欲由于情"，荀子也说"欲者，情之因也"。所以，情欲是人最基本的精神活动形式。

原始情绪可概括为喜、怒、惧、悲四种，表情是一种肢体语言，是内在体验的外在表现，如喜形于色。情绪的变化伴随着躯体的生理变化，情绪生理反应主要是交感和副交感神经系统两者对立统一的改变。持久的情绪变化会造成自主神经系统的功能紊乱，故整体的协调第三步就是"调情"，即"心理调节"。

4. 调志

志为情之帅，意识之源，行为之由。人脑是人类行为和经验的物质基础，是志的载体。《素问·脉要精微论》载："头者，精明之府。"心理是脑的功能，人脑是动物进化的产物，是生命的最高统帅。人脑是高度集成化的气系统，主要的功能是产生意识，并通过意识调节气血的运行，从而支配身体。人类有两种信号系统，第一是以光、声、嗅、味、触等主观刺激作用为信号形成条件反射。第二是用语词作为抽象的信号，这是人类所特有的，是人类社会的产物，人类借助于语词表达其思维并进行抽象思维。

意志是在需求和动机基础上自觉地确定目的，并根据目的支配调节自己的行为，克服困难，从而实现预定目的的心理过程。意志过程是人类特有的，其基本特征在于：意志行动是有自觉目的的行动。意志的特点包括自觉性、果断性、坚韧性和自制性四个方面。意识是和意愿有关的那一部

分的心理活动，分为潜意识、现意识和前意识。潜意识是生物的本能冲动，具有即刻被满足的倾向，遵循唯乐原则，存在于生命体中，有人称之为"本我"；现意识顺应外在的生活环境，以保护个体的安全性，遵循现实原则，存在于魂生命之中，有人称之为"自我"；前意识即所谓的良心、良知、良能，其特点为明辨是非，分清善恶，对人的动机、行为进行监督、管理，使人格达到完善的程度，前意识存在于灵生命之中，有人称为"超我"。所以，协调疗法第四步，我们叫"调志"。

5. 调神

神为志之帅，人格之本，德行所在。神在志之上，为志之帅，其载体为阴阳。《素问·阴阳应象大论》中就有记载："阴阳者，天地之道也，万物之纲纪，变化之父母，生杀之本始，神明之府也。"神明即人的灵生命。《素问·生气通天论》中也记载"生之本，本于阴阳"，说明形为灵之所。《灵枢·本神》中就记载"生之来谓之精，两精相搏谓之神，随神往来者谓之魂，并精而出入者谓之魄，所以任物者谓之心"；《灵枢·邪客》也记载"心者，五脏六腑之大主也，精神之所舍也"，《灵枢·灵兰秘典论》也记载"心者，君主之官，神明出焉"。这说明心是神明的主宰，血是神明的物质基础。《灵枢·本神》有载"心藏脉，脉舍神"，《灵枢·营卫生会》也记载"血者，神气也"。综上所述，神明既是起始的也是终结的，既是最高的，也是最低的生命表现形式，《周易·系辞下》就记载其"能通神明之德，以类万物之情"，《周易·系辞上》也记载"神而明之存乎其人，默而成之，不言而信，存乎德行"。所以，协调疗法的最高层次就是"调神"。

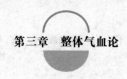

二、调理气血

整体病的治疗，我们主要集中在调气和调血这两个层面，至于"调情""调志""调神"，又属于心理学和社会学的一个范畴，我们可以简单地了解一下。作为中医师，我们能够用药物干预整体的协调，主要是着眼于气和血两个方面进行调理。

1. 调血

谈到"调血"，中医在这方面的内容非常丰富。血的概念在中医里面是一个大概念，包括整个体液部分，痰、水、精、液都属于血的范畴。我们在调血的过程中，最低级的调节就是对痰饮、水湿的调节，这个在《金匮要略》和《伤寒论》里面有很多内容，在这里我就不讲了。有些临床医生在调痰、饮、水、湿方面创造了一些方剂，比如全息汤，对痰、饮、水、湿的调节都能兼顾到。

第二，调精。调精就是激素层面的调节，即内分泌调节。内分泌调节涉及先天对人体生长发育的影响。关于命门学说的知识，大家可以参考明清时期一些医家的内容。

第三，调营卫。在调血方面，还有免疫调节，也属于整体调节的内容。桂枝汤、玉屏风散都是免疫调节的方剂。

第四，活血逐瘀。关于血液的调节，我们可以参照王清任的四个逐瘀汤。他对血瘀的调节，在头面四肢的瘀血用通窍活血汤、身痛逐瘀汤，在胸腔的瘀血用血府逐瘀汤，在膈以下的瘀血用膈下逐瘀汤，少腹有瘀血用少腹逐瘀汤，也是我们的四腔辨证，即颅腔、胸腔、腹腔、盆腔。那么整个腔隙里面的瘀血，有四个逐瘀汤可以参照。

第五，血水同调。张仲景对血的调节主要使用的是一些苓桂剂。我的

师兄康守义，他有一本书叫《三部六病翼》，他对血的调节用的就是所谓的桂枝汤协调方。关于桂枝汤的协调，主要是调和营卫。营卫是血的主要组成部分，调营、调卫，也主要是对血的调节。如果大家有兴趣可以参考这一部分的内容。

2. 调气

后世医家对气机失调有很多经验，但没有形成体系。比如大家所熟知的逍遥丸、柴胡疏肝散，都是以四逆散为基础方，对气机失调导致的整体不协调进行协调。三部六病的调气，上一讲已经谈过了，就是"四腔辨证""四脉诊断"。

（1）机理 对于气机的协调，刘老在长期的临床和研习《伤寒论》的过程中，针对气机的不协调提出了协调疗法。人体整体的气血失调，三部六病所使用的方法，就是通过模拟饮食物进入人体消化、吸收、利用的这个过程，通过恢复人体的自身疗能，发挥人体自身内部的调控机制。

协调疗法的理论依据来源于《伤寒论》第148条"头汗出，微恶寒，手足冷，心下满，大便硬，脉细"。这一条描述的病证既非表，也非里，也非半表半里，既非阳也非阴，而为寒热错杂。所以，张仲景独具匠心，用小柴胡汤治疗此证，即协调整体，和解表里阴阳，通调三焦气机，给我们协调疗法提供了一个非常好的模板。

人体以胸为至阳，统摄一身之阳；腹为至阴，统一身之阴，二者既是新陈代谢过程中两大物质——氧气和饮食物摄取和转化的场所，又是五脏六腑的所在，通过三焦气化相互沟通，达成机体的协调统一。小柴胡汤中的柴胡、黄芩开发胸阳；半夏、生姜、人参、大枣温补里阴；甘草调和诸药，七药伍用，可使三焦得通，气机得畅，营卫得调，阴阳得和，从而达到整体协调的目的。

（2）选方 协调方剂的选择，要能够适应各种病理反应的需要，具备

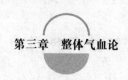

寒、热，补、泻，升、降，收、散四个方面、八种性质的基本属性，众多方剂中只有小柴胡汤在配伍上具备这一系列条件。由于半夏辛温有毒，不利于久服，故经过长期的临床实践，刘绍武老先生就逐渐以苏子代替半夏，苏子降而下气，利膈宽肠，可除半夏之燥的弊端。在非呕、非呃的疾病中，他以川椒代替生姜，川椒除湿散寒，解郁温中，热而不伤津液，并有解痉、缓急、止痛之用，这样既不失原方剂的组方精神与临床疗效，又使得方剂更加平和。小柴胡汤既已更药，故将其更名为"协调基方"。其组成：柴胡 15g，黄芩 15g，党参 30g，苏子 30g，川椒 10g，甘草 10g，大枣 10g。方中柴胡主升，苏子主降，黄芩主清，川椒主温，柴胡主散，党参、甘草、大枣主补，其药相互制约，协调共济，共同组成和法的大法。

在临床上整体气血不调，表里阴阳不和，并非像第 148 条那样，各症俱现，往往只有一症或数症。针对这种寒热虚实难辨、表里定位不明的情况，人体疾病矛盾双方显现为非对抗性矛盾，不出现大热大寒、大虚大实的表现，都可采取协调疗法来协调整体，进行双向调控，发挥人身自然疗能，以起到宣统表里，疏调三焦，充津液而使五脏戴泽，和气血而使生机恒常的作用。

（3）施治　协调疗法，我们采取的是以脉辨证，即四脉定证，定证、定方、定疗程的基本原则。在头部出现整体的气血不协调，表现在寸口就形成溢脉，治疗原则是调神平亢。调神平亢汤是由协调基方加石膏 30g、牡蛎 30g、桂枝 10g、大黄 10g、车前子 30g 组成，是《伤寒论》中柴胡加龙骨牡蛎汤的一个变方。本方主治气亢于上而形成的溢脉证。《伤寒论》的柴胡加龙骨牡蛎汤中，将铅丹去掉，用石膏来代替龙骨，用车前子代茯苓，化裁而来。原方寒热并用，升降并举，收散兼施，补泻共济，四方同治，八方共调，相反相成，适用于交感神经兴奋引起的各类病证。

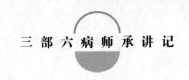

使用三部六病的调神平亢汤治疗神经衰弱、失眠头痛，有上鱼际脉的，效果都非常理想。这个方剂也是我们协调疗法非常重要的方剂。

由于气血紊乱，表现部位在胸腔，在寸口脉上出现紊脉，即大小不等、快慢不等、有力无力不等的三不等脉。症状主要表现为胸腔心脏功能气血运行的不协调，治疗方法是调心、理乱、宽胸，治疗的方剂是协调基方加百合 30g、乌药 10g、丹参 30g、郁金 15g、瓜蒌 30g、五味子 15g、牡蛎 30g，我们称为调心理乱汤。此方主治气血乱于胸的紊脉证，由瓜蒌薤白汤合百合乌药汤化裁而来，具有强心健脑、宽胸宣肺、疏肝健中、安神止悸之功。此方可以用于治疗心脑血管病，如高血压、低血压、冠心病、心律失常、心肌炎、心包炎、心血管的神经官能症，以及月经不调、肝脾肿大、不孕不育出现这种紊脉的患者，效果非常满意。

由于气血运行功能的失常，导致气机郁滞于中，寸口脉表现为聚脉，我们就用协调基方加陈皮 30g、白芍 30g、大黄 10g 来治疗。这个方子是由《伤寒论》第 103 条大柴胡汤变化而来的，用陈皮代枳实，再加党参、甘草，我们命名为调胃舒郁汤。这个方剂有平复迷走神经紊乱，解除平滑肌痉挛，加强胃肠蠕动，推陈出新的功效。此方适用于迷走神经兴奋所引起的各种病症，我们临床常见的梅核气、乳腺增生、胃痉挛、慢性胃炎、胃神经官能症及肝胆系统的病变出现聚脉的患者。

气机功能运行失常，病症部位集中在盆腔，伴随着腹满寒疝、痰凝于下，寸口脉往往表现为长而弦的覆脉，方药就是协调基方加陈皮 30g、白芍 30g、川楝子 15g、小茴香 10g、大黄 10g，这个方子实际上是《伤寒论》大柴胡汤加小茴香、川楝子的变方。整个方子有温中散寒、荡涤肠胃之功，使积聚之黏液可除。方剂命名为调肠解凝汤，可以治疗一些肠道疾病，如慢性结肠炎、肠易激综合征，还可以治疗下焦虚寒的一些病症，如女同志附件炎、男同志前列腺炎等。

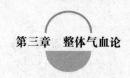

在上一讲中讲过，在临床上，我们将四脉对应四腔，即溢脉对应颅腔，紊脉对应胸腔，聚脉对应腹腔，覆脉对应盆腔，形成"四脉辨证""四腔定位"，这里要讲的是四种脉象对应的四个协调方。

四种脉象反映了机体四种气机升降失调的四种状态，同时也是人气质类型划分的重要依据。

在临床上我们经常发现，一般有溢脉的患者，平素性格比较刚强，脾气急躁，属于中医的肝阳上亢范畴。我将四脉与《红楼梦》中的四个人物相关联，来反映四种气质类型。溢脉，可以形象地称为"熙凤脉"。溢脉患者具有熙凤的性格特征，性格泼辣外向、积极要强，所以出现这类脉的患者，我们采用调神平亢汤，平肝潜阳，协调颅腔的气机。

如果患者出现大小不等、快慢不等、有力无力不等的紊脉，一般提示这类人群的性格特征属于能忍就忍、能让就让，以自我克制为主要特点，我形象地将之称为"宝钗脉"。这种脉容易表现出心血管方面的疾病，治疗原则是调心宽胸、安神止惊，方用调心理乱汤。

如果患者出现聚脉，常常提示这类患者的性格比较敏感，爱钻牛角尖，遇事斤斤计较，我形象地称之为"黛玉脉"。这种脉象提示患者有气郁，容易形成肝郁气滞，治疗原则为调胃舒郁、解郁宽胸，使用的方剂是调胃舒郁汤。

还有一类性格特征，这类人比较孤僻胆小，生性多疑，与人比较难以相处。与《红楼梦》里的一个文学形象相对应，就是妙玉，我形象地称之为"妙玉脉"。这种脉象多提示患者下焦虚寒、喜欢独处、比较孤僻的性格特征，提示患者的病变主要是在盆腔，以寒凝下焦为主要病理表现。治疗原则是温阳散寒、化痰解凝，方用调肠解凝汤。

以上是三部六病关于气机运行失常导致的气机偏盛偏衰及其治疗原则与方药，同时介绍了与气机运行失常相关联的性格特征与气质类型。这一

部分大家可以多多关注，因为这是刘绍武老先生一辈子的经验，如果已经掌握了四脉，那四个协调方的使用也有了指征。

协调疗法是一个很大的课题，可以调体、调血、调气、调情、调志、调神，不同层次有不同的协调。单就气和血而言，我们可以调气和血，调气以柴胡剂为主，刘老一般将调气的过程称为调节自主神经功能紊乱，就是调节自主神经失调导致的神经功能紊乱。临床上只要把握了诊断的四种脉，治疗是非常有效的。

协调疗法在临床上使用的过程中，需要注意以下几个方面：协调疗法治疗的病变，是整体气血长期运行失调引起的，因此治疗不是一朝一夕就能治好，需要定证、定方、定疗程。必须具备双向调节、治疗面广、副作用小、安全性高的特点，才能称之为协调疗法。

协调疗法是三部六病的杀手锏，是在临床上针对大量的整体不协调、气机功能紊乱的治疗手段。因此学好协调疗法，对慢性病的治疗是很有帮助的。协调疗法的内容，属于刘绍武老先生创造性的发明，属于完全崭新的内容，对于很多朋友来说，很多概念都是新的，比如刘老四脉的诊断、四腔的定位、协调疗法的组方以及定证、定方、定疗程，大家可以进一步去了解。

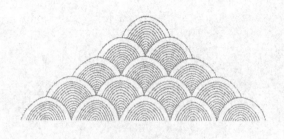

第四章
局部病的证治观

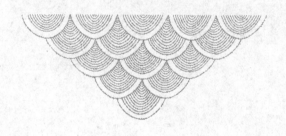

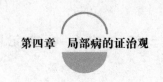

第一讲 局部病的治疗原则

人体是一个有机整体，由两部分组成，一是动态的气血，形成了机体的整体性和统一性；一是静态的框架，形成了机体的局限性和特异性。这两类物质动静相依，河洛互补，合二为一，分而为三，形成机体的表、枢、里三部系统。针对机体演化过程和生理、病理特性，三部六病学说分为整体气血论、三部六病说、局部结构观三个不同层次的学术体系。

机体内具有独立结构和特殊功能的部位，如组织、器官等称为局部。局部病症同样具有寒、热、虚、实的病理变化，有时不能在整体上或者系统中明显表现出来，而是以局部的形态变化和机能障碍为主要表现。这种病理变化，一般情况下多为慢性过程。局部组织结构的病理改变，由于起初都是微观上的变化，所以临床上需要借助各种微观检查和特殊设备才能进行诊断，临床上大量的慢性、器质性改变的疾病都属于这一类。

依据病变影响的范围，局部病的治疗包括局部病局部治疗、局部病系统治疗、局部病局部–整体双关疗法。

一、局部病局部治疗

局部出现局限性病变，只需在局部使用各种方法就能达到治愈的目的，叫局部病局部治疗。比如我们使用膏药外敷、洗剂外洗以及针刺、拔

罐、按摩、切割等。中医学在这方面的内容丰富多彩，李时珍在著《本草纲目》时，书中列出了近两万个单验方，大部分属于局部病治疗的例证。目前西医学中的外科手术学，就集中体现了局部病局部治疗的方法。

由于局部病局部治疗的范围涉及非常广，在这里就不占大量时间与篇幅来一一赘述，但是我想给大家介绍两个治疗局部病的重要方法。一个是局部组织器官增生、肿块，这时就采用攻坚疗法。还有一个就是局部组织萎缩，采取复健疗法。

1. 局部组织增生

刘绍武先生根据临床经验和民间单方验方组成了两个非常有效的方剂。一个是鸡甲散，即鸡内金 30g、炮甲珠 30g、鳖甲 30g，把三味药焙干以后研细末为散，主要治疗人体组织器官的增生肿物。这三味药中，鸡内金消食散结，炮甲珠攻坚散结，鳖甲滋阴潜阳、软坚散结，三药组合，攻补兼施，制散合用，对组织的硬化、肿瘤积聚具有消解溶散的功用，是攻除肿瘤增生非常有效的方剂。刘老还有一个方剂，就是攻坚汤，药物组成为王不留行 100g、夏枯草 30g、苏子 30g、牡蛎 30g。这四味药组成的方子，主要治疗组织器官的肿物、增生、肿块等病变。这四味药中，夏枯草辛、苦、寒，为清火散结的要药；牡蛎咸、涩、微寒，软坚散结，二药配伍以消瘰疬结核。用这样的原理，我们来治疗肿瘤，以取散结之功。王不留行是近年发现的攻坚要药，本药入血分而功专通利，以通经散结、消瘀消肿为主，配苏子降气化痰，取"痰生怪病"之理。四药相合，清火散结软坚，祛瘀消肿，化痰理气。各种肿物皆可用此法，通过临床的广泛使用，效果非常可靠。以上是三部六病治疗组织增生、肿块、囊肿的两个小方子，是局部组织的攻坚疗法。

2. 局部组织萎缩

三部六病提出了局部的复健疗法，方拟团鱼丸，药物组成为鳖 2000g、蛤蚧一对、红参 60g、鸡内金 120g，共四味药。我们将鳖去头洗净，蒸熟焙干，研成细末，和其他三味药一起研成细末，蜜炼为丸，每丸 10g，一天 2 次，用于治疗机体各个组织器官的萎缩和退化。

二、局部病系统治疗

虽然是局部病，但是在整体的三部里面，出现了明显的寒热虚实，这样就要使用三部六病的辨证方法来解决，我们将这一类的情况叫作局部病系统治疗。简单举个例子，比如胃里长了个息肉，虽然是个局部的胃息肉，但是它引起了一个里阴病或者是引起了消化系统的寒热错杂证，这时候我们就要用三部六病里部病证的辨证方法来治疗。

三、局部病局部 – 整体双关疗法

局部发生病变，不仅反映在局部，而且影响到整体的正常功能，造成了整体的不协调，反过来又作用于局部，使局部病变进一步恶化，这就需要局部和整体结合起来治疗。每个局部必须服从整体，只有整体的协调才能有局部的改善。

整体治疗使用整体协调方，同时结合局部方来共同进行治疗。在临床上，三部六病广泛使用的许多协调方，都是根据局部 – 整体双关学说的理论组成的。立法用药的原则就是协调整体，突出局部，将整体的治疗和局部的治疗有机结合起来。比如说我们治疗风湿性心脏病瓣膜病变的调心解

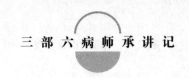

肌汤，治疗卒中后遗症使用的调神健髓汤等都是这种典型的代表方剂。

局部病具有顽固性，在治疗上，局部病的治疗体现了稳定性，局部病变由一个局部传变到另一个局部是少见的，所以在局部治疗上处方用药要有其恒定性，证不变方也不变，一直要守方治疗。在局部病变的发展过程中，有一个代表本病的实质，决定病变的始终，非到病变的发展过程完结，疾病是不会痊愈的。

中医里经常讲治病必求于本，本者本质也，本质未变，方向不可变，那么治疗的原则和方剂也不可以变，更之无效。局部病的顽固性决定治疗必须有肯定性，这就说明了在诊断明确之后，一病一方，病不愈方不变，是针对病症本质而言。局部病的这种专病专方的治疗类似我们今天的辨病论治、专病专方。如果诊断不明或判断有误，当需修正，更正处方是为了纠偏改误，而绝不是随症状进行施治，即对症治疗。治病之本，一方到底的正确性是无可非议的，从古至今，专病专方、一方到底的治疗思想使许多医家奉为圭臬。

举个例子，比如乙型肝炎，肝炎是一个局部病，无论肝炎的症状好转还是恶化，病变仍是肝的病变，只是发生、发展的程度不同，病的本质没有变，因此古人在治疗这种病变时，使用的方剂是不应该随便变化的。三部六病用调肝汤治疗肝炎，无论是急性的、慢性的、亚急性的或者迁延性的均有良效，就是一个有力的说明。所以说病的本质没有变，随便改方是没有道理的。

局部病变的顽固性决定了局部用方的肯定性，不要随症加减，否则就抓不住治疗的实质。有些人在治疗肝炎时随症加减，不固定的方剂别人怎么重复应用？怎么来指导临床？我们可以这样说："多变的治疗方法，不要说别人难以应用，就是他自己也难以重复，不能重复就没有指导意义。"

近代有人曾说："临床研究病变的发生发展的规律，要掌握其本质才能找出规律，这样我们研究的成果才能经得住时间的检验。应用所探求的规律，首先自己能够重复，才能够指导临床，指导他人，否则就是以其昏昏，使人昭昭，那是不现实的。"

局部病整体 – 局部双关疗法，要遵循两条原则：一是协调整体，突出局部；二是定证、定方、定疗程。症状的改善或者是消失，不等于疾病的痊愈，所以局部病的治疗必须待疾病本质彻底消失，这个过程的完成不是一朝一夕所能达到的，必须定证、定方、定疗程，必须打持久战。

局部病与整体有密切的联系，局部病的治疗规律之一，就是局部病整体 – 局部双关治疗，其原则是协调整体，突出局部。一是调，二是治，协调整体是调，突出局部是针对局部的特殊病变、特殊规律进行治。所以局部协调疗法的重点在于，通过协调使局部与整体达到有机统一，维持一个动态平衡，从而达到治疗的目的。在治疗中只有整体的协调，才有局部的改善。

协调整体的方子，三部六病使用小柴胡汤。小柴胡汤，它是一个整体的协调方，同时也是一个协调局部的首选方，只有能调整整体的方剂，才具有权威性。这就如同国家首脑，有统帅全国的本领，也有治理局部的才干。所以经过多年的实践，根据仲景的学术观点，选了小柴胡汤作为整体协调、局部协调的一个主要方剂。

在三部六病辨证中，小柴胡汤是协调半表半里部的方剂，通过协调少阳、太阴为主体，组成了协调的代表方剂。比如《伤寒论》第379条"呕而发热者，小柴胡汤主之"，取的是少阳和太阴的治疗。因为胸为阳，腹为阴，阴再盛，莫过于腹，腹为至阴，所以太阴来代表阴；阳再热，莫过于胸，胸为至阳，所以用少阳作为阳的代表。协调阴阳就是小柴胡汤能够

充任协调方的关键所在。

在局部病证中，小柴胡汤也可以成为协调局部的代表性方剂。小柴胡汤作为协调整体的方剂，不仅是依据阴阳理论来确定，更主要的是在临床实践中反复验证，证明有明显的功效。其作用，由里达表、由上而下，就像《伤寒论》第 230 条所说的"上焦得通，津液得下，胃气因和，身濈然汗出而解也"。经过了 1800 年，历代医家反复实践，小柴胡汤被推为和剂之首，因此选小柴胡汤来协调整体，作为协调的主要方剂，这一切不是空洞的理论，而是其效果已在临床兑现。

小柴胡汤能协调整体，在《伤寒论》里是有依据的。《伤寒论》第 148 条："伤寒五六日，头汗出，微恶寒，手足冷，心下满、口不欲食，大便硬，脉细者，此为阳微结，必有表，复有里也。脉沉亦在里也。汗出为阳微。假令纯阴结，不得复有外证，悉入在里，此为半在里半在外也。脉虽沉紧，不得为少阴病。所以然者，阴不得有汗，今头汗出，故知非少阴也，可与小柴胡汤。设不了了者，得屎而解。"从条文中可以看出，头汗出是少阳证，微恶寒是太阳证，手足冷是厥阴证，心下满、口不欲食是太阴证，大便硬是阳明证，脉细是少阴证，六病证候俱在。六病证候全部都在，张仲景用小柴胡汤来协调整体。张仲景给我们指出了一条路子，就是在协调整体上使用小柴胡汤。

三部六病对小柴胡汤做了适当的调整，用苏子代半夏，用花椒代替生姜，并称为"协调基方"。将整体的协调和局部治疗特效药有机结合起来，这就是我们的整体－局部双关疗法。

在局部病治疗这一方面，它是一个不断发展、不断健全的过程，每个大夫在一生中不可能穷尽所有的病，因此，三部六病中局部病的整体－局部协调方，也是不可能尽善尽美的。这就需要有专病、专科的专家，大家

一起来探讨治疗局部病的一个良方，把协调治疗推向一个新的高度。

四、三部六病对肾病的整体－局部双关疗法的基本思路

调肾汤是刘老一个非常得意的方剂，他经常说它是协调疗法里面的第一方。这个方剂的组成，黄芪 30g，郁金 15g，银花 30g，丝瓜络 15g，车前子 30g，白茅根 60g，再加上小柴胡汤的"协调基方"。

人体的五脏，心、肝、脾、肺、肾，出现病变后，均可导致水肿的发生，而且相互影响。所以对于肾病的调治，一是要注意到肾脏自身的治疗，一是整体的协调治疗。对于肾脏本身的治疗，三部六病选用的一个方剂是决渎汤。《黄帝内经》说："三焦者，决渎之官，水道出焉。"三焦是体内专门管理水液代谢的一个器官，在《黄帝内经》里面被称为"决渎之官"。三焦主诸气，气是由三焦来主持，其作用就是"饮入于胃，游溢精气，上输于脾。脾气散精，上归于肺，通调入道，下输膀胱。水精四布，五经并行，合于四时五脏阴阳，揆度以为常也"。体内这一系列的变化，都是气的作用的结果。气化则水能出，由此可知，诸多水肿究其原因，皆由此而来。

三部六病的决渎汤，刘老选用黄芪为主药。但是一般的补药，都有湿滞壅满之弊，使气机壅塞不通，要想补益而不壅满，不影响补气的功效，所以方子里面加了血中之气药——郁金，同时可以佐黄芪行气补气之功，气行则血行。同时又吸取了民间验方银花、丝瓜络消炎利水，治疗水肿。银花和丝瓜络相互配合，清化湿热，宣通气机，通调水道，下输膀胱而治游离之火，所以湿热通过肾的气化作用渗至膀胱而利。决渎汤中的利水药，刘老选了一味车前子，补肾利尿。利尿药还选用了白茅根，与车前

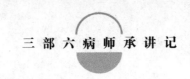

子合用，阴水、阳水皆能治。所以这六味药就共同组成了决渎汤，在治疗慢性肾炎、肾盂肾炎等肾病的过程中，应用多年，疗效甚佳，并且没有什么副作用。

三部六病团队里面，有许多专门搞肾病专科的，在使用决渎汤治疗肾病的过程中，通过大样本的临床观察，效果也是非常满意的。调肾汤中，用小柴胡汤来协调整体，决渎汤突出局部。决渎汤是一个民间验方，所以刘老在组成决渎汤的过程中，他经常对学生说："民间验方是非常重要的，要注意吸取各家所长，融为一体，学习技术一定要虚心。"他经常讲："叶天士从师十七人，博采众长，而使其术过其师，他创的方经过实践证实，都是有非常良效的。"

调肾汤就是小柴胡汤加决渎汤，根据具体的病证，按照局部和整体双重治疗的原则。这里需要提及的是，方剂的组成是一个技术问题，对于一个方子，不是抄下就能学到技术。刘老经常给我们讲："比如一支笔，有的人可以用毛笔写出漂亮的字，有的就写不成。"同样的，方剂的使用也贯穿着这样一个道理，其中有个熟能生巧的问题。他还经常说："铁匠打铁，左手拿钳，右手拿锤，操作自如，看似容易，做时难，这就是技术问题。"这种技术性的东西，需要长时间的苦练、摸索才能达到。另外，刘老也经常讲："技术切忌繁琐，高超的技术往往在某一点上，有许多技术性的东西不容易学，是因为搞得太繁琐、太复杂，令人无所适从。研究技术首先本人能够重复使用，别人才能够学取。一个方剂治疗某病，能重复使用，是检验技术科学性的尺度。如果医生创造的这个方剂，连他本人都不能够重复使用的话，就能很明显地说明其科学性的真伪，无法重复的技术，要想掌握谈何容易。"所以，调肾汤在技术上的科学性，就在于临床的反复实践应用均能取效。

肾病是非常复杂的，说用一个方将肾病都能包罗万象是不可能的。但是刘老给我们提供了一个思路，也就是在整体协调的基础上来突出局部，就是调治结合。虽然肾脏病是一个局部病，但它反过来还会影响到整体，所以说是一个整体局部相关的病。如果我们一味地盯在局部的肾小球、肾小管上，这样是不可能形成中医的整体观念。如果从整体上来考察，而不着眼于局部的组织器官的病理改变，也不能创造出非常有效的方剂。因此，整体－局部双关治疗，是将整体与局部相结合，协调整体，治疗局部的思路，是我们治疗局部病、顽固的慢性病的一个非常好的思路。

第二讲　肿瘤病的证治思路

　　肿瘤病的发生与整体密切相关，所以治疗肿瘤病，除了要遵循局部病局部－整体相关的普遍原则，还需要从以下四个方面来进行着眼。

　　第一，情志不遂是肿瘤病发生的一个非常重要的原因。通过临床观察，大凡肿瘤发病前数月，都有情志抑郁、情志不畅的病史。因此肿瘤病用小柴胡汤来协调整体、疏肝理气，这是一个基本的治疗原则。肿瘤病在中医古籍中早有记载，但是浩如烟海的古籍中对此记载非常散乱，论述不详，若明若暗。对于肿瘤的理论，是一个新兴的学说，西医学对于肿瘤的治疗进行了大量的研究。目前，整个西医学在治疗上采取化疗、放疗、手术治疗这三大基本疗法，对于这一点，大家是非常清楚了。但是三大疗法的结果，很多时候带来的是正常细胞和癌细胞两败俱伤、同归于尽，就如同在军事上，敌我双方展开肉搏战，这样的治疗结果很可能是病去人亡。现在的靶向治疗越来越被人们所重视，但也是任重而道远。

　　从目前西医学对肿瘤的研究来看，肿瘤因子是与生俱来的，人类在胚胎的时候就带来了，只是有的人发病，有的人不发病。人体从骨髓的干细胞中产生 T 淋巴细胞和 B 淋巴细胞，机体通过这两种细胞消灭肿瘤因子，其方式就是吞噬。这两种细胞都是在胸导管、淋巴管内成熟，尤其 T 淋巴细胞的吞噬能力特别强大。所以一般来说，体内 T 淋巴细胞产生减少或吞

噬能力下降，就失去了吞噬癌细胞的功能。这时癌细胞就会找到一个薄弱的环节停留下来，生长繁殖，逐渐增殖，就形成一个肿瘤。这时，T淋巴细胞继续和肿瘤细胞进行战斗，由于敌众我寡，T淋巴细胞只能将肿瘤包围起来形成一个外包围圈，加之T淋巴细胞死亡变成的遗体，就形成了癌瘤的围墙。在用药治疗这种肿瘤时，T淋巴细胞反而形成一种保护层，形成了一种抗体，更给这种癌瘤的生长繁殖创造了有利条件。当整体抵抗力下降到一定程度，若癌肿一旦破溃，癌细胞就会从血液扩散传播，形成转移。

所以三部六病的协调整体，就是针对这种肿瘤的产生原理提出的。首先就是T淋巴细胞和B淋巴细胞免疫功能的下降。刘老经过观察发现，肝气不舒往往引起情志抑郁，就出现胸胁苦满，形成小柴胡汤证，最后导致T淋巴细胞和B淋巴细胞的产生减少，抗癌能力的下降，这是形成肿瘤的一个非常重要的原因。所以，协调整体使用小柴胡汤来解除胸满，协调整体，疏通淋巴管道，提高免疫功能，这是一个非常重要的渠道。

第二，就是在治疗肿瘤的过程中，我们要攻除已成的肿瘤。西医的治疗方法，不管是放疗、化疗还是手术，都是直接消除肿瘤，它的作用非常强大，但是它带来另外一个非常反面的东西，就是对机体造成非常大的杀伤。根据局部病局部治疗，针对肿瘤的这种情况，刘老创造了两个方子，一个就是攻坚汤，另一个就是鸡甲散，配合起来对肿瘤有非常好的消除作用。

攻坚汤，刘老给它起了一个非常好的名字，就是"无坚不攻，无坚不摧"，这是一个很形象的名字。本方的主药是王不留行。我们多用王不留行来催乳，就是女同志生产后没奶就用王不留行进行治疗，它有疏通作用，治疗乳腺疾病效果好，用量可以一两到四两，可以用到100g、120g，

没有副作用，它的疗效跟用量成正相关。刘老用王不留行这味药来治疗肿瘤取得了非常好的效果，而且现代药理研究也表明，它有非常好的抗肿瘤作用。王三虎老师在交流过程中也提到了这一点。

我们中医现在在治疗肿瘤的过程中，也必须面对西医学非常进步的、非常好的疗法，比如定向的、靶向的治疗，它的副作用相对比较小，在消除肿瘤上也是非常好，我们可以通过中西医结合来消除肿瘤。

第三，肿瘤病难治的原因——肿瘤的转移。肿瘤转移通过血循环、淋巴扩散和局部浸润等多种途径来进行转移。中医在治疗肿瘤转移方面有很多经验，需要进一步来总结。这就需要我们在临床中进一步发掘中医药里抑制肿瘤转移和扩散的这类药物。现在所用的以毒攻毒、清热解毒这一类药物有效果，但大都不太理想。

第四，刘老个人认为，弟子们在临床也反复验证，肿瘤病应该禁食高蛋白食物，忌口非常重要。很多临床病例也证明，癌症消退以后，如果进食肉食食品，中医上所谓的"发物"，往往会导致治疗失败。这一点呢，可能西医的朋友不是太同意，因为经过化疗以后，人的体质非常差，他需要食用高蛋白来补充机体的功能。可是，它同时会带来一种非常严重的后果：大量的高蛋白、高营养的物质进入人体以后，它不单单是人体自身功能的恢复，也给癌细胞提供营养，使癌细胞生长更加疯狂。同时现代药理研究也表明，动物蛋白里有一种高蛋白的物质叫薄层导生素，它可以促进肿瘤的繁殖。所以限制高蛋白的摄入，薄层导生素的作用就会减弱，肿瘤细胞的增殖速度就会减缓，这就是我们反对进食高蛋白的理由。

在治疗过程中，我们一般建议病人食水果、蔬菜、小米等容易消化的食物为主；我们主张在补充营养的时候以菌类，如蘑菇、香菇为主。研究证明，蘑菇多糖、香菇多糖对肿瘤细胞有抑制作用，同时还能提高人体的

免疫功能。

对于肿瘤的治疗，我个人再提一个不成熟的观点。现代在治疗肿瘤的过程中，有很多朋友及中医肿瘤大家会根据不同肿瘤的特性，在用药上有所选择，所以要注意不同组织的癌症，应该选择不同的药物。另外，我再提两点反思。现在有很多医生在治疗肿瘤的时候，大剂量使用活血化瘀、破血化瘀的药，这一点我个人不太同意，因为在使用大剂量的活血、破血药的过程中，它带来一个很严重的后果，就是加速肿瘤细胞的转移、扩散。这个问题我们不得不引起重视，那么这个问题如何来解决呢？这是需要我们中医朋友共同面对的一个课题。第二个，就是中医在治疗肿瘤的过程中提到的扶正祛邪。扶正祛邪药的使用，也需要我们来反思。扶正是扶助人体的免疫功能。那么这些所谓的补药进入人体后，它必须对肿瘤细胞是抑制，而对人体的免疫系统和正常的组织应该是一个正向的作用，这一点大家要注意。

三部六病里的攻坚疗法，我们使用的鸡内金、穿山甲、鳖甲，这些药进入人体以后，通过软坚散结，可以促进癌细胞的凋亡，同时还有一个很重要的，就是提高机体免疫功能。同时，我们中药里面的灵芝，还有冬虫夏草、香菇、多糖等，这些都是在补充人体正气的同时，还能抑制肿瘤细胞，促进肿瘤细胞凋亡，这是我们中医真正的扶正祛邪。扶正祛邪是一种正反馈，能促进组织、肿瘤周围的正常干细胞的分化、增殖，从而来抑制癌细胞的分化、增殖，这一类药是我们要加以选择的。这是我对肿瘤提的两点反思，就是活血化瘀药的使用、扶正药的使用。人参、黄芪，这些药都能抑制肿瘤，而且能扶正固本，都是非常好的扶正药，但是中医其他的扶正药在使用的时候就要慎重了。

中医的治病求本，本就是本质；中医的辨证论治，证就是疾病的本质。本质不变，方剂就不变，不是跟着症状跑，这样永远找不出治疗慢性病的有效方剂。例如阳和汤、补阳还五汤、虎潜丸、地黄饮子，这些都是古人在长期的临床过程中摸索出来的、辨病论治的有效方剂，这是定证、定方、定疗程的。因此我们应该更多地着眼于这个方面来努力。如果仍然是按照所谓的辨证诊治，随症加减，那么一个疾病从头到尾吃了半年药，换了 200 个方，是永远找不到一个规律性的东西。自己不能重复，别人更不能重复。不能重复的东西，它的规律性就要打一个大大的问号了。